前言

骨科学是研究运动系统伤病的科学。脊柱疾病是人体颈、胸、腰、骶、尾部位脊柱损伤、损害，功能紊乱、病理变化等病症的总称。本病的主要临床表现为颈部、胸背部、腰部疼痛，甚至牵连引发下肢疼痛，每当工作与学习紧张、过累或天气变化时均可加重症状。近年来，该病的发病人群越来越大，年龄越来越小，症状越来越复杂。虽然如此，绝大多数患者没有手术的必要，保养加防护加食疗，即可有效地防治脊柱病。

本书主要包括骨科基础知识、常见骨科疾病、常见脊柱疾病、脊柱损伤以及椎间盘疾病等内容，针对各种骨科创伤及脊柱疾病的手术治疗方法进行了详细阐述。论述详尽，内容新颖，理论联系实际，重点突出临床治疗方法，较为全面地阐述了骨与脊柱疾病诊疗学的研究进展，可供各级医院的骨科专科医师或外科医师参考使用。

由于参编人员较多，行文风格各异，叙述简繁不同，加之医学发展日新月异，书中疏漏在所难免，希望广大同仁不吝赐教，使我们得以改进和提高。

编　者

2024 年 10 月

现代骨与脊柱疾病处置精要

袁昌振　杜德凯　李大文　王谦军　阮恢炳　周学武　主　编

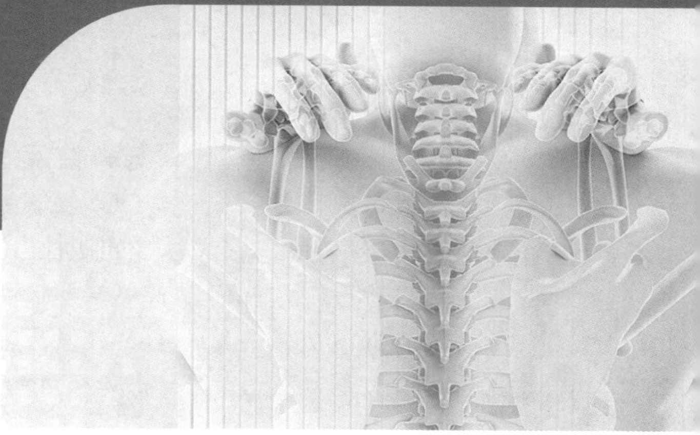

上海大学出版社

图书在版编目（CIP）数据
现代骨与脊柱疾病处置精要 / 袁昌振等主编.
上海：上海大学出版社, 2024. 12. -- ISBN 978-7-5671-5167-3
Ⅰ. R68
中国国家版本馆CIP数据核字第2025Y8P035号

责任编辑　颜颖颖
封面设计　品雅传媒
技术编辑　金　鑫　钱宇坤

现代骨与脊柱疾病处置精要
袁昌振　杜德凯　李大文　王谦军　阮恢炳　周学武　主编
上海大学出版社出版发行
（上海市上大路99号　邮政编码200444）
（https://www.shupress.cn　发行热线 021-66135112）
出版人　余　洋
*
山东品雅文化传媒有限公司排版
上海华业装璜印刷厂有限公司印刷　各地新华书店经销
开本 710mm×1000mm　1/16　印张 10.25　字数 181 千
2024年12月第1版　2025年4月第1次印刷
ISBN 978-7-5671-5167-3/R·92　　定价：98.00 元

编　委　会

主　编　袁昌振　临沂市人民医院
　　　　杜德凯　中国人民解放军陆军第八十集团军医院
　　　　李大文　武警内蒙古自治区总队医院
　　　　王谦军　中国人民解放军陆军第八十集团军医院
　　　　阮恢炳　南昌市洪都中医院（江西中医药大学附属洪都中医院）
　　　　周学武　三峡大学第一临床医学院 宜昌市中心人民医院
副主编　常　龙　宁夏医科大学总医院
　　　　陈斌泽　佳木斯大学
　　　　何雨婷　四川大学华西第二医院
　　　　吴　凤　四川大学华西第二医院
　　　　徐兆珍　哈尔滨医科大学附属第一医院
　　　　王琦巍　哈尔滨医科大学附属第二医院
　　　　韦　程　扬州大学、南京市溧水区人民医院
　　　　王　帅　天津市中西医结合医院
　　　　蒋　佳　永州市中心医院
编　委　杨　杰　河南省中西医结合医院
　　　　吴彦超　江西省中西医结合医院

目　录

第一章

骨科常用手术器械及使用方法

骨科手术器械比较复杂，种类繁多，骨科医师必须对每种器械都熟悉，这样在手术时才能充分发挥其作用。在本章中，由于篇幅有限，只介绍骨科中较常用的器械。过去，我国对骨科器械的称谓不统一，因此在本章中我们标注了该器械的英文，以便利于骨科器械名称的标准化。

第一节 止血带

在四肢手术时，使用止血带（tourniquets）可以给手术带来诸多便利。但是，止血带是一种存在潜在危险的器械，因此每个骨科医生和手术室护士必须了解如何正确使用止血带。

一、止血带的种类

止血带用于肢体的手术（如矫形、截肢、烧伤的切痂等手术）和外伤。其作用是暂时阻断血流，创造“无血”的手术野，可减少手术中失血量并有利于精细的解剖，有时用于外伤患者的紧急止血。目前广泛使用的止血带有充气式气压止血带和橡皮管止血带两大类，充气式气压止血带较 Esmarch 止血带或 Martin 橡皮片绷带安全。

（一）充气式气压止血带

充气式气压止血带由一个气囊、压力表和打气泵组成（图 1-1）。这种充气式气压止血带用于上肢和下肢。充气式气压止血带止血法所需的器械包括①气压止血带：气压止血带类似血压计袖袋，可分为成人气压止血带、儿童气压止血带、上肢气压止血带及下肢气压止血带。气压止血带还可分成手动充气与电动充气式气压止血带。②驱血带：驱血带由乳胶制成，厚 1mm、宽 10～12cm、长 150cm。具体操作步骤如下。

1. 先用棉衬垫缠绕于上臂和大腿，绑扎气压止血带，为防止松动，可外加绷带绑紧一周固定。

2. 气压止血带绑扎妥当后抬高肢体。

3. 用驱血带由远端向近端拉紧、加压缠绕。

4. 缠绕驱血带后，向气压止血带充气并保持所需压力。

5. 松开驱血带。

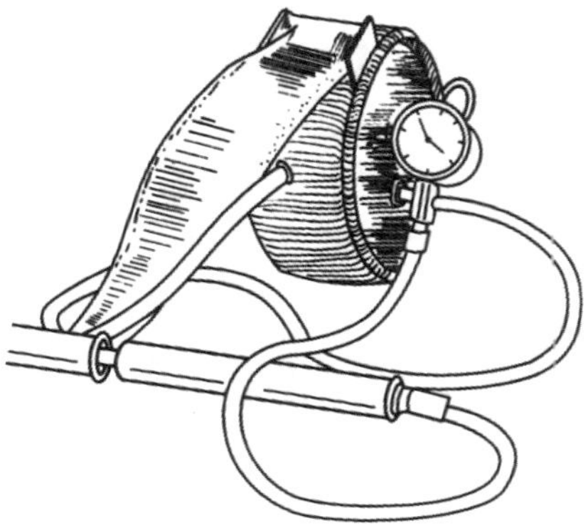

图 1-1　气压止血带

Krackow 介绍了如何为肥胖患者上止血带，方法如下：助手用手抓住止血带水平的软组织，并持续牵向肢体远端，然后缠绕衬垫和止血带，这样可以维持止血带的位置。在上止血带前，排净气囊中的残余气体。缠绕止血带后，用纱布绷带在其表面缠绕固定，防止其在充气过程中松脱。在止血带充气前，应将肢体抬高 2 分钟，或者用无菌橡皮片绷带或弹力绷带驱血。驱血须从指尖或趾尖开始，至止血带近侧 2.5~5cm 为止。如果橡皮片绷带或弹力绷带超过止血带平面，那么止血带在充气时会向下滑移。止血带充气时应迅速，防止在动脉血流阻断前静脉血灌注。

目前，关于止血带充气压力的确切数字尚存在争议，但是多年来，临床上采用的压力通常高于实际需要的压力。充气通常所需压力如表 1-1。

表 1-1　气压止血法所需充气压力

	上肢	下肢
成人	300mmHg	500~600mmHg
儿童	200~250mmHg	300mmHg

在某种程度上，止血带压力取决于患者的年龄、血压和肢体的粗细。Reid、Camp 和 Jacob 应用 Doppler 听诊器测量能够消除周围动脉搏动的压力，然后在

此基础上增加 50~75mmHg，维持上肢止血的压力为 135~255mmHg，维持下肢止血的压力为 175~305mmHg。Estersohn 和 Sourifman 推荐下肢的止血带压力为高于术前患者收缩压 90~100mmHg，平均压力为 210mmHg。有学者推荐上肢止血带压力高于收缩压 50~75mmHg，下肢止血带压力高于术前患者收缩压 100~150mmHg。

根据 Crenshaw 等的研究，宽止血带所需要的止血压力低于窄止血带。Pedowitz 等证实弧形止血带适于锥形肢体（图 1-2），应避免在锥形肢体上使用等宽的止血带，尤其是肌肉发达或肥胖的患者。

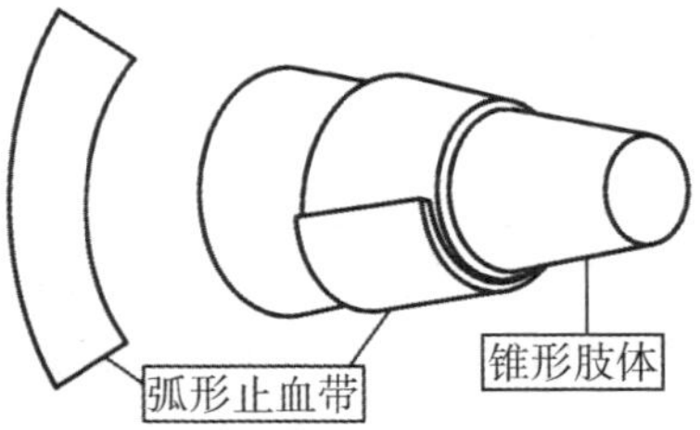

图 1-2 弧形止血带适于锥形肢体

（二）Esmarch 止血带

Esmarch 止血带目前各地仍在应用，是最安全、最实用的弹性止血带，它仅用于大腿的中段和上 1/3，虽然在应用上受限，但是其止血平面高于气压止血带。

Esmarch 止血带不能在麻醉前使用，否则会导致内收肌持续痉挛，麻醉后肌肉松弛使止血带变松。以手巾折成 4 层，平整地缠绕大腿上段，将止血带置于其上。方法如下：一手将链端置于大腿外侧，另一只手从患者大腿下面将靠近链端的橡皮带抓住并拉紧，当止血带环绕大腿后重叠止血带，保证止血带之间无皮肤和手巾，持续拉紧皮带，最后扣紧皮带钩。

（三）Martin 橡胶片绷带

Martin 橡胶片绷带可以在足部小手术中作止血带。抬高小腿，通过缠绕橡胶片绷带驱血，直至踝关节上方，用夹子固定，松开绷带远端，暴露手术区。

二、止血带的适应证和禁忌证

1. 止血带仅用于四肢手术。

2. 使用止血带时必须有充分的麻醉。

3. 患肢有血栓闭塞性脉管炎、静脉栓塞、严重动脉硬化及其他血管疾病者禁用。

4. 橡皮管止血带仅用于成年患者的大腿上部，儿童患者或上肢不宜使用。

三、使用止血带的注意事项

1. 上止血带的部位要准确，缠在伤口的近端：上肢在上臂上右 1/3 处，下肢在大腿中上段，手指在指根部。与皮肤之间应加衬垫，在绑扎止血带的部位必须先用数层小单或其他衬垫缠绕肢体，然后将止血带缠绕其上。衬垫必须平整、无皱褶。

2. 止血带的松紧要合适，以远端出血停止、不能摸到动脉搏动为宜。过松动脉供血未压住，静脉回流受阻，反使出血加重；过紧容易发生组织坏死。

3. 为了尽量减少使用止血带的时间，充气式气压止血带必须在手术前开始充气。灭菌的橡皮管止血带也应在手术开始前绑扎。

4. 在消毒时不要将消毒液流入止血带下，以免引起皮肤化学烧伤。

5. 使用止血带前通常需要驱血，但在恶性肿瘤或炎症性疾病时禁止驱血。

6. 使用止血带的时间达到 1 小时后，应通知手术医生，一般连续使用止血带的时间不宜超过 1. 5 小时。否则应于每 1～1. 5 小时放松一次，使血液流通 5～10 分钟。充气式气压止血带应予以妥善保存，所有的气阀及压力表应常规定期检查。非液压压力表应定期校准，如果校准时止血带压力表与测试压力表的差值大于 20mmHg，该止血带应予以检修。止血带压力不准确，通常是造成止血带损伤的重要原因。压力表上应悬挂说明卡片。

四、止血带瘫痪的原因

1. 止血带压力过高。

2. 压力不足导致止血带的部位被动充血，从而导致神经周围出血压迫。

3. 止血带应用时间过长，止血带应用时间的长短尚无准确规定，视患者年龄和肢体血液供应情况而定，原则上，对于 50 岁以下的健康成年人用止血带的最长时间不应超过 2 小时。如果下肢手术时间超过 2 小时，那么应尽可能快地结束手术，这样要比术中放气 10 分钟后再充气的手术效果好。研究表明，延长止血带使用时间后，组织需要 40 分钟才能恢复正常，以往认为止血带放气 10 分钟后组织恢复正常的看法是错误的。

4. 未考虑局部解剖。

第二节　骨科基本手术器械

一、牵开器

牵开器的作用是更好地显露手术视野，使手术易于进行，并保护组织，避免意外伤害。常用的有自动牵开器（self-retaining retractor）、Hohmann 牵开器（Hohmann retractor）、Voikman 牵开器（Voikman retractor）、Legenback 牵开器（Legenback retractor），Bristow 牵开器（Bristow retractor）、直角牵开器（right angle retractor）、皮肤拉钩（skin hook）、尖拉钩（sharp hook）等（图 1-3）。

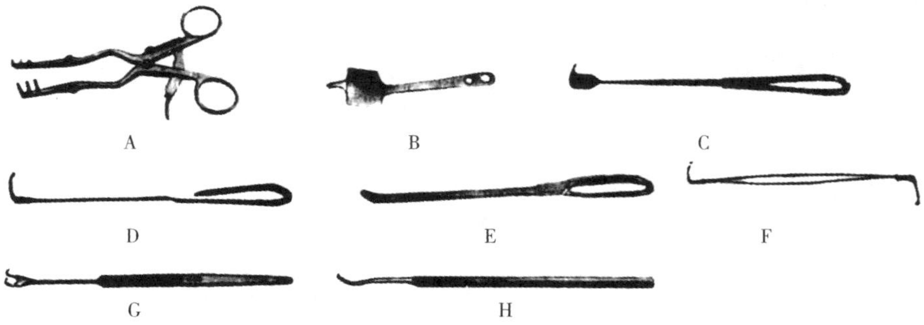

图 1-3 各种牵开器

注：A. 自动牵开器；B. Hohmann 牵开器；C. Voikman 牵开器；D. Legenback 牵开器；E. Bristow 牵开器；F. 直角牵开器；G. 皮肤拉钩；H. 尖拉钩

二、持骨钳

持骨钳用以夹住骨折端，使之复位并保持复位后的位置，以便于进行内固定。种类较多，有速度锁定型锯齿状复位钳（reduction forceps serrated jaw speed lock）、复位钳（reduction forceps）、速度锁定型点式复位钳（reduction forceps pointed-speed lock）、Lowman 骨夹（Lowman bone clamp）等（图 1-4）。

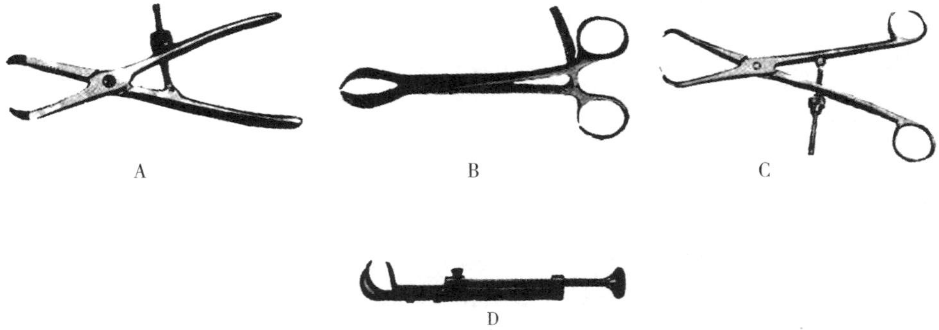

图 1-4 各种持骨钳

注：A. 速度锁定型锯齿状复位钳；B. 复位钳；C. 速度锁定型点式复位钳；D. Lowman 骨夹

三、骨钻与钻头

骨钻分手动钻、电动钻和气动钻三种。手动钻只能用于在骨上钻孔。电动钻和气动钻除可用于钻孔外，还可以连接锯片等附件，成为电动锯或气动锯，可用于采取植骨片和截骨等。

四、骨切割工具

骨切割工具包括咬骨钳（rongeur forceps）、骨剪（bone cutting forceps）、骨凿（chisel）、骨刀（osteotome）、刮匙（bone curettes）、骨锤（bone hammer）、骨锉（bone file）、骨膜剥离器（periosteal elevator）、截肢锯（amputation saw）等。

咬骨钳和骨剪用于修剪骨端，除有各种不同角度的宽度外，亦有单、双关节之分（图 1-5）。

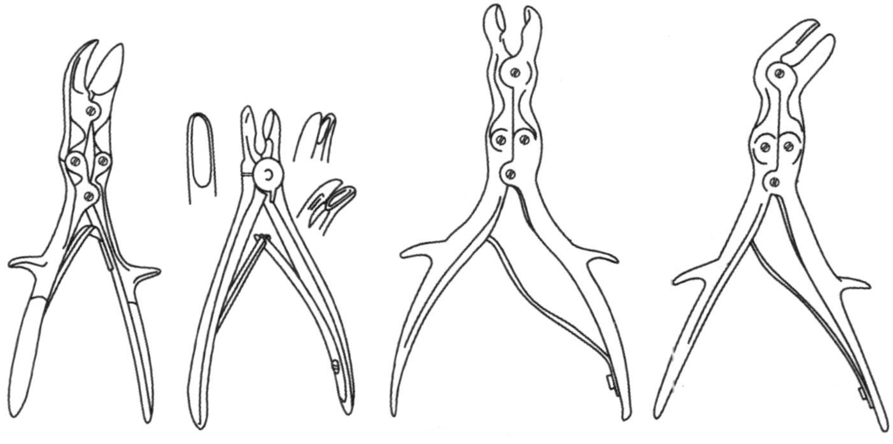

图 1-5　骨剪和咬骨钳

注：A. 双关节骨剪；B. 单关节咬骨钳；C. 不同角度和宽度的双关节咬骨钳

骨凿与骨刀用于截骨与切割骨。骨凿头部仅为一个斜坡形的刃面，骨刀头部为两个坡度相等的刃面。有各种形状和宽度的骨凿与骨刀（图 1-6）。

刮匙用于刮除骨组织、肉芽组织等。

骨膜剥离器可用于剥离骨组织表面的骨膜或软组织等（图 1-7）。

截肢锯可用于切断骨。

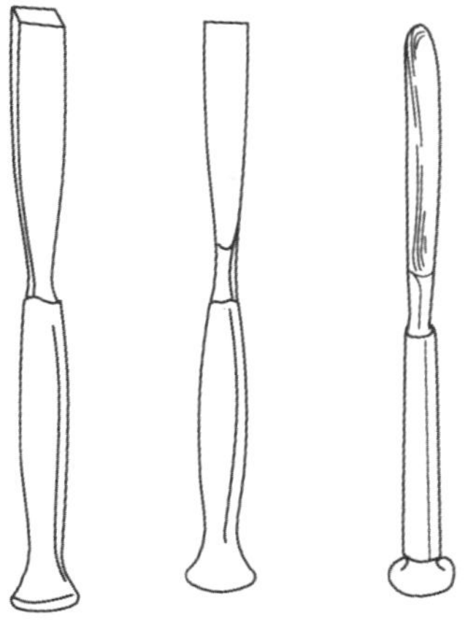

图 1-6 骨凿与骨刀

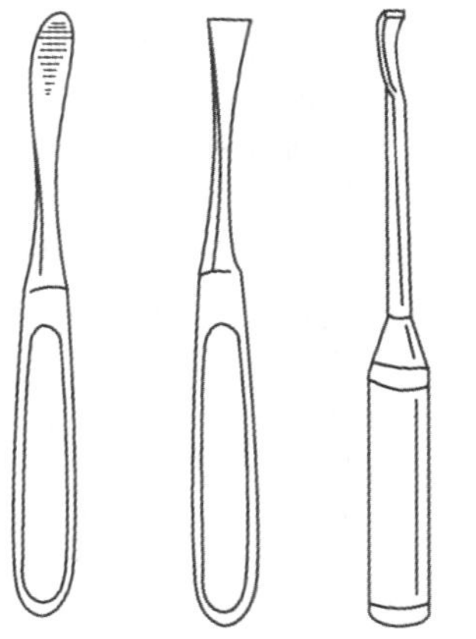

图 1-7 各种形式的骨膜剥离器

第三节 创伤骨科手术器械

创伤骨科的常用手术器械（图 1-8）有：钻头（drill）、骨丝攻（bone tapes）、螺丝改锥（screwdriver）、钢板折弯器（plate bender）、深度测量器（depth gauge）、钻孔套管（drill sleeve）、钻孔与丝攻联合套管（drill & tap sleeve combined）、空心钻（hollow mill）、钢丝引导器（wire passer）等。

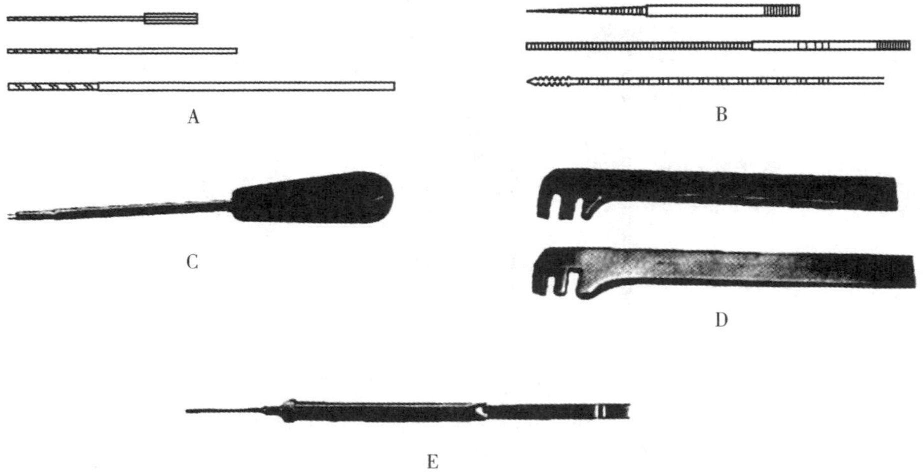

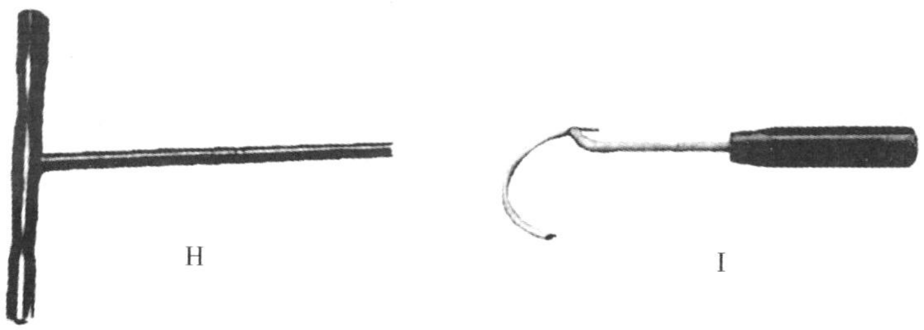

图 1-8　创伤骨科的常用手术器械

注：A. 钻头；B. 骨丝攻；C. 螺丝改锥；D. 钢板折弯器；E. 深度测量器；F、G. 钻孔保护套管；H. 空心钻；I. 钢丝引导器

第四节　脊柱内固定的基本手术器械

脊柱内固定手术分为前路手术及后路手术，按部位又可分为颈段、胸段、胸腰段、腰段及腰骶段等，因此脊柱内固定涉及的手术相对复杂繁多，在此我们只介绍其中比较常用的手术器械，如加压钳（compression forceps）、撑开钳（spreader forceps）、持棒钳（holding forceps for rods）、断棒器（rodcutting device）、弯棒钳（bending pliers for rods）、椎弓根开路器（pedicle probe）、椎弓根开路锥（pedicle awl）以及球形头探针（probe with ball tip）等（图 1-9）。

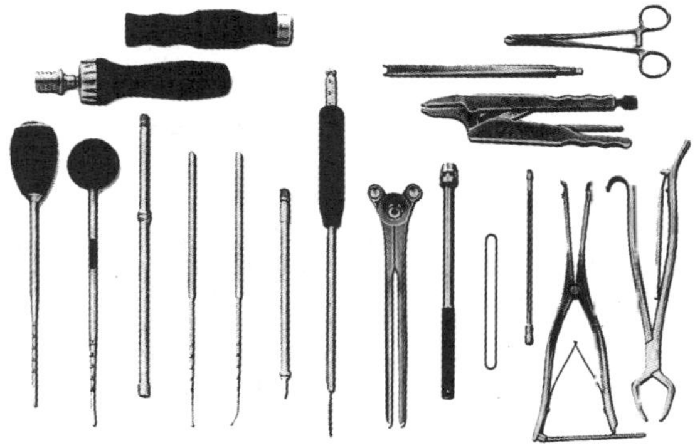

图 1-9　常见脊柱内固定手术器械

第五节　骨科一般用具

目前骨科牵引床（图 1-10）具有以下特点：床头与床尾防滑；可调节床头与床尾高度；附带牵引架、引流袋固定架、静脉输液固定架、秋千吊架等，以

便于施行各种牵引，同时便于护理等操作。

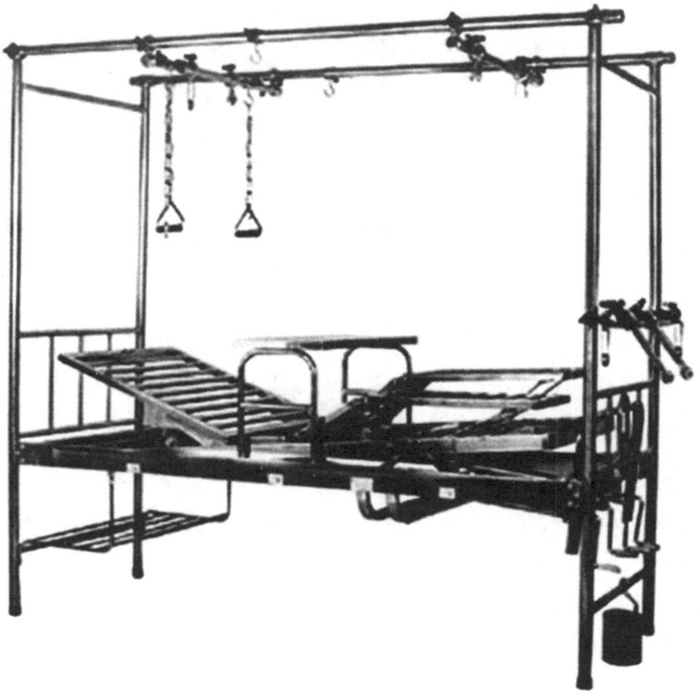

图 1-10 骨科牵引床

第二章

上肢损伤

第一节 锁骨骨折

锁骨骨折的情况很常见，很久以来人们都认为，锁骨自身强大的修复能力可以使骨折很快地愈合，对于锁骨骨折不愈合的关注是近期才出现的。成人锁骨中段的移位骨折产生的骨折不愈合会导致进行性肩部畸形、疼痛、功能障碍和神经血管问题。成人锁骨外侧端移位骨折愈合是很困难的，首先应考虑手术治疗。对于成人锁骨中段移位骨折治疗的一项近期研究表明，这种骨折也可能会发生骨折不愈合和延迟愈合。

一、解剖

胚胎期锁骨是第一块骨化的骨头，大约在孕5周骨化，也是唯一一块从间充质原基（膜内化骨）骨化的长骨。也有一部分关于锁骨组织胚胎学的研究报道说骨化是由两个独立分开的骨化中心进行的。

锁骨全长大约80%是由内侧（胸骨）端骨骺生长形成的。锁骨胸骨端干骺部的骨化出现在青春期中期，在常规摄片中很难被发现。锁骨肩峰端干骺部通常不骨化。胸骨端骨骺和肩峰端骨骺可能一直保持到30岁也不封闭，特别是胸骨端干骺部，女性要到大约25岁时才封闭，男性要到大约26岁时才封闭。所以，青少年患者和年轻患者的肩锁关节脱位或胸锁关节脱位很可能是骨骺分离损伤。锁骨内侧弧度与外侧弧度的交界点位于锁骨距胸骨端大约2/3的地方，这一点位于喙锁韧带锁骨止点的内侧缘，也是锁骨主要营养血管的入口处。

锁骨是由非常致密的骨小梁构成的。在横断面上，锁骨外侧处的截面是扁平的，中部的截面是管状的，内侧截面是呈扩张的棱柱状的。

锁骨与躯干间的连接是由坚强的肋锁韧带和胸锁韧带来稳定的。锁骨下肌也可对锁骨提供部分的稳定。肩胛骨附近的锁骨外侧端的稳定性由喙锁韧带和肩锁韧带承担。斜方肌止点的上部和三角肌起点的前部分别通过与锁骨后方和前方的连接进一步稳定锁骨外侧端。只要在创伤性损伤中上述的韧带和肌肉关系不被破坏，在这些部位的锁骨骨折还是倾向于相对稳定的。

在骨折移位和骨折不愈合的患者中，最常见的畸形包括肩胛带短缩、肩下垂、肩内收和肩内旋。造成畸形的作用力包括通过喙锁韧带作用于锁骨远端骨折块的肩关节自身的重力和附着在锁骨上的肌肉和韧带的作用力。胸锁乳突肌锁骨头止于锁骨内侧部的后方，内侧骨折块由于胸锁乳突肌锁骨头的作用而被抬高，胸大肌可产生肩关节的内收活动和内旋活动（图 2-1）。

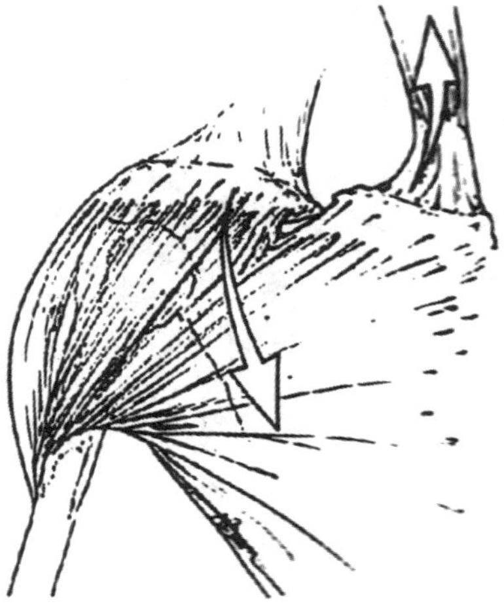

图 2-1　锁骨骨折移位机制

锁骨畸形的弧度是向上的。置于锁骨上方的钢板可以作为张力带，因此，它既可使结构稳定，又可抵抗作用于锁骨的力，有利于锁骨骨折的愈合。

二、功能

锁骨有助于增强上肢过头顶的活动，尤其是需要力量和稳定性的动作。锁骨同时是许多肌肉附着的骨架，保护其下走行的神经血管结构，并传导辅助呼吸肌的作用力（如胸锁乳突肌）到胸廓上部。锁骨还使颈部基底部显得美观漂亮。

先天性锁骨缺如的儿童患者有显著的功能缺陷，有些研究已经提示：单独的畸形愈合（特别是短缩）能导致疼痛和功能受限。

三、分型

锁骨骨折分为锁骨中部骨折与锁骨内侧端或外侧端骨折，根据 Allman，

Rowe 和 Neer 的描述，为了分型的需要，锁骨被分成三部分。

Neer 在对锁骨远端骨折的研究中，认为把发生在斜方韧带近侧止点外侧的锁骨骨折定义为锁骨远端骨折，并把它分成两种类型。Ⅰ型骨折表现为斜方韧带的锥状韧带保持完整，并附着于内侧骨折块，因此它提供了骨折的稳定复位。Ⅱ型骨折是指锥状韧带仍附着于远端骨折块而斜方韧带断裂，它不能维持内侧骨折块的复位。

Rockwood 将锁骨远端Ⅱ型骨折分成 2 个亚型。把锁骨远端骨折中斜方韧带和锥状韧带仍附着于远端骨折块的骨折称为ⅡA 型骨折，把喙锁韧带破裂造成内侧骨折块不稳定的骨折称为ⅡB 型骨折。

Neer 提出，锁骨远端骨折偶然也和肩锁关节外展有关，并且他把这种骨折称为Ⅲ型骨折。(图 2-2)

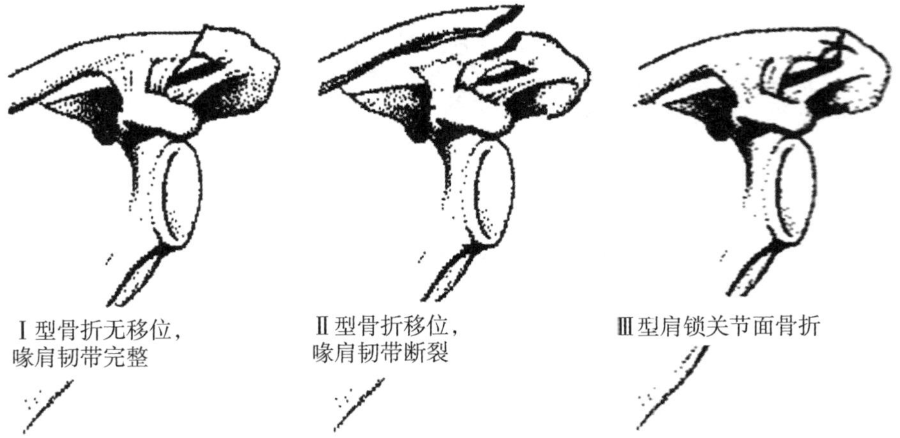

图 2-2　锁骨骨折——远端 1/3 骨折

锁骨内侧端骨折不是很常见，几乎无一例外地都采用对症治疗。Craig 把锁骨内侧端骨折分成 5 型，即很少移位骨折（Ⅰ型），移位骨折（Ⅱ型），关节内骨折（Ⅲ型），骨骺分离骨折（Ⅳ型）和粉碎性骨折（Ⅴ型）。锁骨内侧端损伤类型的描述和研究报道很少，目前还不清楚不同类型对治疗和预后的影响。

四、发病机制

在青春期少年和成人患者中，锁骨骨折几乎都是中能量损伤或高能量损伤造成的，例如高处重物坠落、机动车事故、运动损伤等对肩关节的重击损伤。在儿童和老年患者中，锁骨骨折常常是由低能量创伤造成的。

五、流行病学

1987 年，Malmo 报道在所有骨折中锁骨骨折占 4%，而在所有肩部骨折中它占 35%。发生在锁骨中 1/3 部位的骨折占 76%，这个数字与以前的研究报道相似。锁骨内侧端骨折只占锁骨骨折的 3%。虽然许多已发表的研究报道说发生率在 1%~6%，这些骨折的大部分发生在青春期和年轻成年男性患者和老年患者中。在 75 岁以后，锁骨外侧端骨折和锁骨内侧端骨折的发生率陡然增加，这些数据提示当出现骨质疏松时，这些部位更易发生骨折。

六、损伤评估

低能量至中等能量的创伤造成的锁骨骨折很容易被诊断，少数伴有并发症。骨折合并畸形和肿胀常常很明显，虽然在影像学检查前锁骨内侧端骨折或外侧端骨折同锁骨从相邻的关节脱位之间的鉴别是困难的，但锁骨上的骨折部位通过视诊和触诊通常能被发现。

即使是高能量损伤所致，开放性锁骨骨折也是不多见的，开放性锁骨骨折是对锁骨的直接暴力打击造成的。经常可出现主要的骨折块或翻转的粉碎骨折块将局部皮肤顶起。

有报道称锁骨骨折可以伴发神经血管损伤、气胸和血胸。锁骨骨折导致的臂丛神经损伤，晚期功能障碍主要是内侧束受累，像这样的根性牵拉伤通常发生在高能量损伤患者中，而且相对来说预后不良。

血管损伤通常是不明显的。它们可以是隐蔽的损伤或是小的刺伤，受累的动脉或静脉可在几周内甚至几年内以动脉瘤、假性动脉瘤或栓塞的形式表现出来。

当高能量损伤（例如机动车事故、高处摔下）造成锁骨骨折时，必须首先对威胁生命的损害进行评估，锁骨骨折、胸锁关节脱位或肩锁关节脱位同时伴有肩胛骨外侧平移可表现为肩胛胸廓间分离症状，这种损伤常常联合伴有严重的神经血管损伤。

对锁骨下静脉的压迫，甚至是血栓形成，可以出现在损伤后的早期阶段。有报道说在锁骨骨折后，锁骨下静脉的血栓形成会发生肺栓塞。

七、放射学评价

锁骨的前后位摄片可以确诊大多数锁骨骨折，它应该能够区分移位骨折和无移位骨折或移位很小的骨折。为了进一步评估锁骨骨折移位的程度和方向，锁骨斜位 X 线片是有必要的。Quesada 推荐向头侧倾 45°X 线片和向尾侧倾 45°X

线片，这种X线片通过提供垂直相交的投影能方便进一步的评估。锁骨内侧端骨折的特点很难在这张片上反映出来，而常常需要做CT检查。

Neer建议使用应力位X线片（拍摄X线片时双手各施加10磅的重量）来评估喙锁韧带的完整性，使用45°前斜位和45°后斜位X线片来评估移位程度。

八、锁骨骨折的处理

1. 锁骨中段骨折

（1）非手术治疗：为了达到闭合复位，在大多数病例中，当锁骨内侧骨折块向下压时，锁骨远端骨折块必须向上、向外和向后复位。血肿内阻滞（往骨折断端注射10mL 1%的利多卡因）就能提供足够的麻醉，但在一些患者中，需进行清醒时镇静或全身麻醉。Edwin Smith Papyrus所描述的复位技术，一直沿用到现在，并指出当双肩向外和向上伸展时，在仰卧位患者的肩胛骨之间放置一只枕头。另一种骨折复位的方法是在患者取坐位时，医师在患者肩胛骨之间用膝盖或用握紧的拳头压住躯干并控制方向，将双肩向后和向上牵引。

为了维持锁骨骨折的复位和对患者进行制动，通常采用横“8”字绷带固定，伴或不伴有患肢悬吊；一些同意Dupuytren和Malgaigne观点的人，同Mullick一样认为使锁骨骨折达到准确复位和制动是“既不必须也不可能的”，所以，他们提倡为了舒适，可使用简单的上臂悬吊，并放弃复位的任何尝试。

横“8”字绷带的优点在于上臂可以在限制的范围内做自由活动。缺点包括增加了不舒适感，需要经常不断地调节绷带位置和反复地对患者进行随访，它也有潜在的并发症，包括腋窝处的压疮和其他一些皮肤问题，上肢水肿和静脉充血，臂丛神经瘫痪，畸形加重和可能增加骨折不愈合的风险。

（2）手术治疗：锁骨骨折传统上是不鼓励手术治疗的。根据Neer的报道，2 235例锁骨中段骨折并采用保守方法治疗的患者中只有3例（0.1%）出现骨折不愈合；然而，45例锁骨骨折并立即采用切开复位内固定术治疗的患者有2例（4.6%）发生骨折不愈合。Rowe发现在闭合保守治疗中有0.8%的患者出现骨折不愈合，相比之下，手术治疗有3.7%的患者出现骨折不愈合。建议只有当锁骨骨折发生明显移位时切开复位内固定术才是必要的，这种情况在高能量损伤中较为典型。对较严重的锁骨骨折治疗的选择足以解释手术和非手术治疗骨折愈合率是不同的。

随着内固定术的发展，人们开始有兴趣在初次治疗时就采用手术治疗的方法。近期有报道称锁骨骨折不愈合采用切开复位内固定和骨移植治疗可取得良好效果，并指出如果操作得当，内固定治疗锁骨骨折应该不会妨碍骨折愈合。

许多学者报道了下列患者在采用钢板固定后已取得良好的治疗效果：开放

性锁骨骨折；锁骨骨折严重成角畸形妨碍闭合复位；锁骨骨折患者合并多发性损伤。尤其是同侧上肢创伤或双侧锁骨骨折的患者。特别是肩胛胸廓分离和所谓的“浮肩损伤”，“浮肩损伤”表现为合并有移位的锁骨骨折和肩胛颈骨折，它们被公认为是锁骨骨折切开复位和钢板螺钉内固定的重要指征。

在出现神经血管问题时，行切开复位内固定术的优点尚不清楚。当然，如果血管修补需行切开暴露时，应进行锁骨的内固定治疗，但急性的神经血管损伤合并锁骨骨折是非常罕见的。最常见到的血管问题是上臂的静脉淤血，它并不伴有深静脉血栓形成、动脉瘤或假性动脉瘤。

在锁骨骨折后产生的臂丛神经急性损伤也是极其罕见的。臂丛瘫痪则是手术干预的适应证，它的产生和骨折后一段时间内由于骨折对线不良而产生的过多骨痂有关。在这些情况下，应考虑行切开复位再对线，切除突出的骨痂并使用骨折内固定治疗。

在行锁骨切开复位内固定治疗时，建议使用钢板和螺钉固定。虽然锁骨的髓内固定技术取得了良好的效果，但由于锁骨自身存在的弧度、骨质密度大和髓腔不明显这些特点，使这种技术变得比较困难。为了防止固定针移位引起的并发症，髓内固定装置已进行了改良；然而即使这样，尤其是当固定针发生断裂的时候，固定针还是会移位。

在锁骨的上表面，我们运用 3.5mm 的有限接触动力加压钢板（LCDCP 钢板，Synthes，Paoli，PA）。在两侧主要骨折块上至少要分别固定 3 枚螺钉。如果骨折类型允许，骨折块间的加压螺钉能大大地增强结构的稳定性。

如果对固定的安全性有信心的话，在术后的 7~10 天，用吊带固定患肩，这样可使患者感到比较舒服。允许短时间的被动肩关节钟摆样操练，可去除吊带进行操练。过头顶无阻力的肘关节屈曲度的操练常在术后 6~8 周时进行，这种运动可一直持续到骨折愈合。因此，可以允许患者进行渐进性的力量训练，也可逐步地进行过顶的全范围活动。在手术治疗 3 个月后患者可恢复正常工作和生活。

大多数患者不需要取出钢板，然而，突出的内固定可导致皮肤问题。对于那些患者，最好还是取出钢板，但至少要在损伤后 12~18 个月，并且在腋顶后突位摄片上要看到钢板下骨皮质已获得重塑。

2. 锁骨远端骨折

轻度移位或无移位的锁骨远端骨折在对症治疗的同时，用吊带悬吊固定治疗。虽然有报道说一些锁骨远端骨折的患者发生骨折不愈合，但是不愈合发生的机会是极其低的。

Neer、Ldwards 等报道了移位锁骨远端骨折的患者采用手术治疗，在术后

6~10 周所有患者骨折都愈合了，相关的并发症也不多。这些患者中功能障碍的时间也缩短了，在相对较短的时间内恢复到了全范围的肩关节活动度和功能。

手术内固定治疗锁骨远端骨折的其他技术还包括喙突锁骨螺钉固定和将喙突移位固定到锁骨上。AO/ASIF 协会推荐使用张力带钢丝固定，即两根克氏针钻入锁骨上表面，避免干扰肩锁关节。

使用张力带钢丝技术来治疗锁骨骨折，沿 Langer's 皮纹切开皮肤后即形成一较厚皮瓣，这样可暴露锁骨远端和肩峰。经肩峰的克氏针可临时固定复位后的骨折。两根坚强、光滑的克氏针通过肩峰的外缘倾斜后穿过肩锁关节和骨折处到达锁骨中部坚实的锁骨背侧骨皮质。用 18 号钢丝穿过骨折内侧锁骨上的钻孔，环形绕过克氏针的针尾后打结，针尾需弯曲 180°并转向下方后埋入肩峰。如果发现斜方韧带和锥形韧带都破裂了，那么就要努力缝合修补断裂的韧带。放置引流后缝合伤口。术后处理和锁骨中段骨折的处理不同，术后患者需吊带持续悬吊固定至少 4~6 周。

3. 锁骨近端骨折

关于锁骨内侧段骨折非常少见，大多数医生对此经验有限。大多数学者提倡开始时用非手术保守治疗，如果症状持续存在，可考虑行锁骨内侧切除术。考虑到在这区域内植物打入和移位所带来的风险，基本上很少考虑手术治疗。

九、并发症

1. 骨折不愈合及畸形愈合

保守治疗锁骨骨折在损伤后 6 个月内的不愈合率是不同的，大多数是高能量损伤的结果。基于这些患者所表现出的骨折不愈合，人们提出的风险因素包括初始创伤的严重程度，骨折的粉碎程度和发生再次骨折。骨折块的移位程度是骨折不愈合最重要的风险因素。锁骨中段骨折不愈合比锁骨远端骨折不愈合要常见得多，这一事实可能归因于锁骨中段骨折总体上来说更常见的缘故。

锁骨骨折的一期手术治疗会伴有骨折不愈合的风险。虽然当代的一系列报道说新鲜锁骨骨折在内固定治疗后有很高的愈合率，但他们认为手术失败的原因是不正确的技术操作造成的，包括所使用的钢板太小或太短和过多的软组织剥离。

锁骨骨折不愈合可能伴有神经血管问题，包括胸廓出口综合征、锁骨下动静脉受压、锁骨下动静脉血栓形成和臂丛神经瘫痪。锁骨骨折不愈合的患者神经血管功能不良的发生率在不同的报道中差别比较大，从较少的 6%到较多的 52%不等。

在锁骨骨折不愈合的治疗中，我们要区别重建手术和补救手术。前者手术是通过对锁骨对线和完整性的恢复来达到以下目的，即缓解疼痛解除神经血管受压和增强功能。后者手术的目的是通过锁骨切除、成形或避免和其他结构相撞（例如，第1肋骨切除），来达到缓解症状。虽然，已尝试用电刺激治疗锁骨骨折不愈合，但这种技术应用的适应证还是很少。锁骨骨折不愈合的典型症状是伴有肩关节畸形的功能受限和神经血管并发症，这一点并没有被电刺激治疗所提及。

随着内固定技术的不断发展和改进，重建手术的效果也得到了改善，以至于补救手术现在很大程度上已成为历史。只有在以下情况下我们才考虑做锁骨部分切除，即患者有锁骨的慢性感染，或非常远端的锁骨骨折不愈合。小的锁骨远端骨折块可以被切除，并且喙锁韧带必须附着于近侧骨折块的外侧端且保持完好。

锁骨骨折不愈合的治疗包括用螺钉固定胫骨或髂嵴的植骨块及用髓内固定法，这种方法仍有一些提倡者，目前所用的方法是采用坚强钢板和螺钉固定。有作者建议使用钢板固定，手术技术和康复方案也已在前文描述过。关于锁骨中段骨折不愈合治疗的几点意见值得大家进一步探讨。

在增生肥大型骨折不愈合中，丰富的骨痂可以在切除后留作植骨之用，在一些病例中，如果量够的话，就不需要髂骨移植。骨折不愈合的部位并不需要清创，因为在稳定的内固定后纤维软骨会进行愈合。如果骨折线是斜形的话，有时在上部放置钢板外还可以在骨折块间用拉力螺钉固定骨折。

萎缩型骨折不愈合表现为硬化的骨折断端，之间嵌有纤维组织，而假关节形成假的滑膜关节。在这时需要切除骨折块的两个断端和嵌入的组织。在这种情况下，小的分离常常不能帮助控制骨折块和维持所需的长度的对线。一块雕塑成形的三面皮质髂骨块需被植入分离处，以确保长度和对线的恢复并促进骨折愈合。

在传统上讲愈合不良主要被认为是影响到局部的美观。一些报道认为伴有锁骨骨折块骑跨的患者在肩关节功能方面存在着不小的困难。此外，对压迫臂丛神经或锁骨下动、静脉也有报道，原因是锁骨骨折对线不良造成肋锁间隙狭窄。在受伤后数周或数月内因为增生的骨痂使得愈合不良的骨折造成神经肌肉的受压症状。

2. 血管神经损伤

急性血管神经并发症是罕见的；它们通常发生在典型的肩胛胸廓分离损伤或发生在与锁骨骨折无关的损伤（如臂丛神经牵拉损伤）。神经血管功能失常是由胸廓出口处狭窄造成的，骨折对线不良时它发生在受伤后最初的2个月内，或由于骨折不愈合产生增生肥厚的骨痂而发生在几个月后甚至数年后。

当肋骨锁骨间隙狭窄时，真性锁骨下动脉瘤可作为狭窄后动脉瘤而发生。移位的锁骨骨折块导致的锁骨下动脉小的刺破损伤是十分罕见的。偶尔，在数月至数年后由于假性动脉瘤的压迫，可导致臂丛神经功能失常。

在以前，由肥大型骨折不愈合造成的压迫而产生的神经血管症状被错误地认为是交感神经引起的持续疼痛（肩-手综合征）。锁骨上神经的损害会导致前胸壁疼痛。

3. 手术治疗的并发症

尽管在锁骨近端下方有重要的解剖结构，手术中的并发症还是罕见的。Eskola 和同事报道了 1 例锁骨骨折不愈合的患者在接受手术治疗时发生的并发症，包括锁骨下静脉撕裂，气胸，空气栓塞和臂丛神经瘫痪。另一方面，钢丝和固定针一旦插入移位行走，它可最终在腹主动脉、主动脉升部，主动脉和心包中导致致命的心脏压塞，在肺动脉、纵隔、心脏、肺内被发现，甚至在椎管内被发现。

第二节　肱骨近端骨折

肱骨近端骨折是较常见的骨折之一，占全身骨折的 4%～5%。AO 组织根据骨折线的部位用 A、B、C 来表示骨折的分类（关节外或关节内），使用 1、2、3 来表示骨折的严重程度（图 2-3）。Codman 提出了肱骨近端 4 个部分骨折的概念。Neer 在其基础上，提出了肱骨骨折的四部分分型，是目前使用最广泛的临床分型系统。它是以骨折块的移位来进行划分的，而不是按照骨折线的数量。如图 2-3 中所示，Neer 把肱骨近端分为 4 个部分：肱骨头、大结节、小结节和肱骨干。采用超过 1cm 或成角大于 45°的标准，诊断几部分骨折。但要注意移位可能是一个持续的过程，临床上需要定期的复查。Neer 分型（图 2-4）对肱骨近端骨折的类型有相对严格的标准：如果骨折骨块或骨块所涉及的区域移位小于 1cm 或成角小于 45°，就定义为 1 部分骨折；2 部分骨折的命名是根据移位骨块来认定的；在 3 部分的骨折和骨折脱位中，由于力学平衡的打破，外科颈骨折块会产生旋转移位，骨折类型的命名仍旧是依照移位结节的名称来确定；4 部分骨折分为外展嵌插型，典型的 4 部分骨折以及 4 部分骨折脱位。关节面的骨折分为头劈裂型和压缩型。

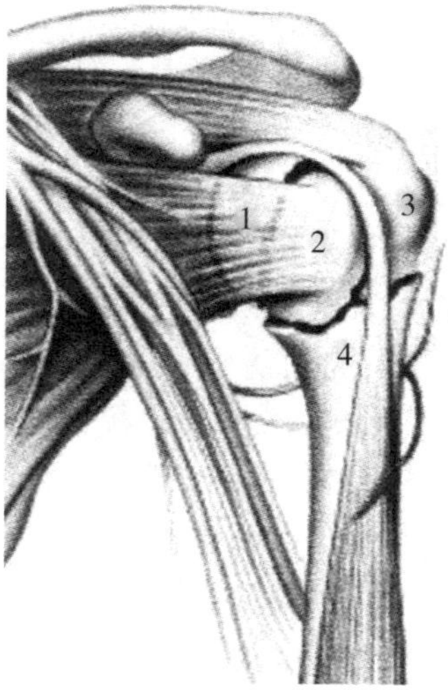

图 2-3　肱骨近端骨折的 4 部分

注：1 部分骨折（移位较小）没有骨块移位超过 1cm 或成角大于 45°，而非由骨折线的数量决定；2 部分骨折是根据移位骨块来命名的，包括两部分解剖颈骨折、2 部分外科颈骨折（A 压缩，B 无压缩，C 粉碎）、2 部分大结节骨折、2 部分小结节骨折和 2 部分骨折脱位；3 部分骨折中有一个结节是产生移位的，头部的骨折块则会产生不同方向的旋转。分为 3 部分大结节骨折、3 部分小结节骨折和 3 部分骨折脱位；4 部分骨折包括外展嵌插型 4 部分骨折、真正的 4 部分骨折和 4 部分骨折脱位。还有 2 种特殊类型的涉及关节面的骨折，关节面压缩和关节面劈裂。

一、1 部分骨折

80%的肱骨近端骨折属于 1 部分骨折，骨折块有较好的软组织的包裹，可以允许早期的锻炼。1 部分骨折中，肱骨头缺血坏死的发生率非常少见。有学者认为的缺血坏死就是由于结节间沟处的骨折造成了旋肱前动脉分支的损伤。

二、2 部分的肱骨近端骨折

1. 肱骨外科颈骨折

2 部分外科颈骨折可以发生在任何的年龄段。胸大肌是引起畸形的主要肌肉组织，由于肩袖组织的作用，关节面的骨块处于中立位。对于外科颈骨折，还有 3 种临床亚型。压缩、无压缩以及粉碎。有压缩类型的骨折：其成角的尖端往往朝前方，而对侧的骨膜常常是完整的。对这种类型的治疗可以视患者的需要进行复位。无压缩类型的骨折：胸大肌牵拉肱骨干向前内侧移位，而肱骨头还处于中立位的。这种类型常常会引起腋动脉和臂丛神经的损伤。因此，闭合复位后还需要进行评判。①骨折复位而且稳定。②骨折复位，但是不稳定。③骨折复位不成功。对于粉碎的类型，骨干部的碎片部分可能会被胸大肌牵向内侧，肱骨头和结节部分的骨块处于中立位。一般这种类型的骨折对线尚可，但由于外科颈处粉碎，稳定性较差，多需要手术治疗。有些作者认为，移位不超过肱骨干直径的 50%，成角小于 45°，都可以采取非手术治疗。保守治疗是采用复位后颈腕悬吊的方法，固定肩关节 7~10 天。在固定期内，要求其恢复手、腕、肘的功能。在 10 天后的随访中，重点是判断骨折端是否有连接的迹象。若疼痛缓解，可让患者在悬吊保护下进行钟摆样运动。在 3 周或 4 周后，复查 X 线如果没有进一步移位迹象，可以开始进行辅助的练习，6 周后开始主动的锻炼。

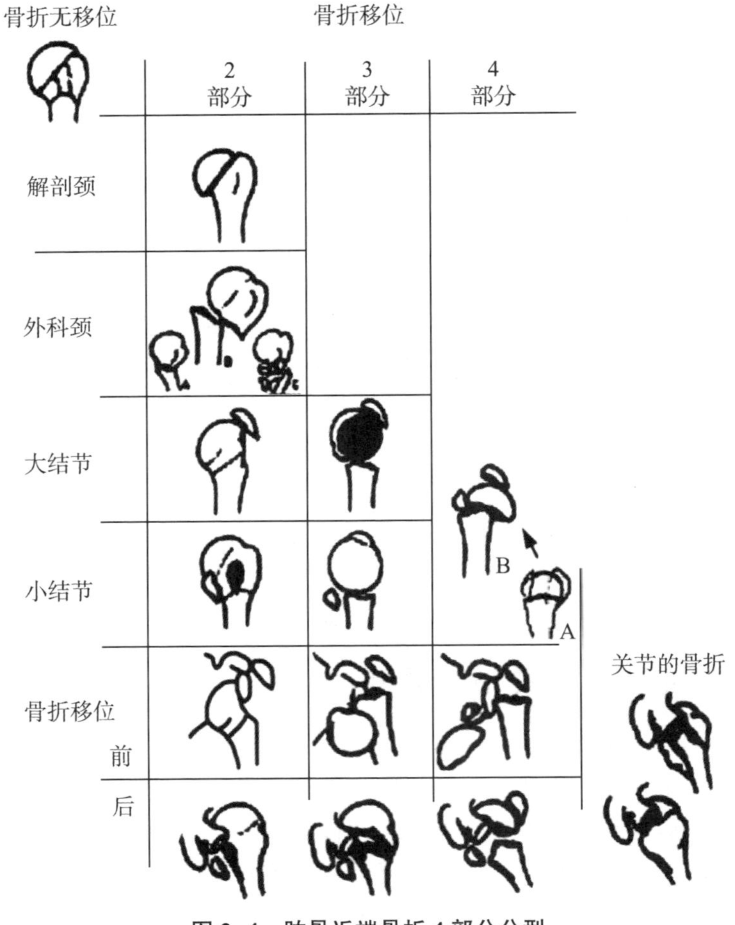

图 2-4　肱骨近端骨折 4 部分分型

若骨折成角大于 45°、移位大于 1cm 或超过肱骨干直径的 50% 的患者；或有神经血管损伤的患者；复位后不稳定或复位失败的患者；开放性的骨折的患者；多发性创伤的患者都需要采用手术治疗。

手术的方法大体包括闭合复位经皮固定和切开复位内固定两种。对于骨折可以通过手法复位，但是不稳定的患者，可以考虑复位后，在C臂机的监视下，用克氏针进行固定。它的适应证是：可以进行闭合复位的不稳定的两部分骨折，而且患者的骨质要良好。克氏针固定的优点是：创伤小，减少由于组织剥离而带来的坏死。缺点：会增加周围血管神经结构的潜在威胁，和后期克氏针的游走。在技术上，要求外侧克氏针的进针点要远离腋神经的前支，且要在三角肌的止点之上，避免损伤桡神经。前方的克氏针要避免损伤肌皮神经、头静脉和二头肌长头腱。而且要求患者的依从性要非常好，以便于手术之后的随访。如果在术中，复位不理想，可以用2.5mm或2.0mm的克氏针，从大结节处钻入至肱骨头，把它作为把持物来帮助复位。然后，从肱骨干向肱骨头方向置入克氏针进行固定。

文献的研究表明，上下方向各2枚克氏针的固定，可以达到稳定的效果。手术后，患者要制动3周，直到克氏针移除后。在这段时间，要注意观察患者克氏针的情况，同时要注意有无局部皮肤受压和坏死出现。3周克氏针取出前，只可以进行手、肘的锻炼。一旦克氏针取出后，就可以进行吊带保护下的肩部钟摆样活动。以后的功能操练可以按照康复计划来进行。

存在骨质疏松的患者；外科颈骨折处粉碎的；依从性差的患者；有特殊运动要求的患者，可以直接切开复位。采用的手段可以有许多种，如髓内钉、钢板、螺钉、钢丝、钢缆、非吸收的缝线等。从固定的强度来说，钢板的固定较为牢靠。在手术时要尽可能少地切除周围的软组织以保护血供，这也是治疗的原则之一。

手术时首先要通过三角肌、胸大肌间隙进入，在浅层的暴露中要首先确定喙突和联合肌腱的位置，因为在其内侧是重要的神经血管。其次要确定肱二头肌长头的位置，把它作为手术中定位的标志。对于一些骨质疏松的患者，可以采用非吸收的缝线，把缝线穿过肌腱的止点和远端骨干上预先钻的孔进行固定。钢丝和钢缆虽然也能同样达到这样的固定目的，但是术后往往会产生肩峰下的撞击症。手术后，无不稳定的情况下，可以早期被动操练，主动活动开始于术后6周。

2. 肱骨大结节骨折

大结节的骨片可以因为冈上肌的牵引而向上移位，也可以因为冈下肌和小圆肌的牵引向后内侧移位。向上的移位，在正位片上很容易发现。向后、向内的移位则在腋路位上容易发现，有必要的时候，还可以做CT进一步检查。

大结节骨折移位超过 1cm 的患者，都留下了永久性的残疾，而移位在 0.5cm 或更少的患者，预后则较好。但现在观念认为年轻患者若移位大于 0.5cm，需行手术复位。目前认为大结节复位位置的好坏会直接影响后期的外展肌力和肩峰下撞击症的发生概率。早期积极修复远比不愈合后再进行手术治疗的效果要来得好。

对于大结节骨折伴随有脱位的患者，我们常常把着重点放在盂肱关节的脱位上，有时会忽略大结节的骨折。有作者进行过统计，在盂肱关节脱位的患者中，有 7%~15%伴有大结节骨折。

大结节手术的方法多种多样，可以使用克氏针、螺钉、钢丝、钢缆等。目前，有报道采用关节镜引导的经皮复位技术取得了早期良好的随访结果。也有作者报道采用关节镜技术治疗急性创伤性盂肱关节脱位合并大结节骨折的病例。虽然，关节镜技术已经今非昔比了。然而，许多作者认为对于骨折块比较小，有明显的移位，以及骨块有回缩的病例，还是需要进行切开复位手术的。当结节较粉碎或存在较小的撕脱骨折，螺钉固定相当困难时，可以使用 8 字缝合技术。Levy 的报道认为，大结节的骨块越小，所取得的治疗结果就越差。大结节骨折可以被看作是骨性肩袖的撕脱，采用一般的肩袖修补入口就可以。当带有骨干部分的骨折，就需要采用三角肌、胸大肌间隙的入口。

康复：大结节骨折术后，如果稳定性良好，则可以立即进行被动的前屈、钟摆样运动以及外旋训练。但是，主动的运动需要等到 6 周后或影像学上出现早期愈合的表现。

3. 小结节骨折

2 部分的小结节骨折较少见，它通常伴有 2 或 3 部分的肱骨近端骨折或作为骨折脱位后的一部分。

X 线和 CT 扫描可以帮助诊断小结节骨折的大小及移位方式。在分析 X 线结果时要和钙化性肌腱炎、骨性的 Bankart 进行鉴别。

小结节骨折的治疗包括手术和非手术治疗。Ogawa K 等报道了 35 例通过切开复位内固定方法治疗的急性小结节骨折，均取得良好的长期结果。对于影响结节间沟以及有二头肌脱位趋势的小结节骨折都可以进行切开复位的手术治疗。有些作者把 5~10mm 的移位作为标准，对大于 1cm 的移位均应该进行手术固定。采用的切口为三角肌胸大肌切口，在处理肩胛下肌和小结节时要防止内侧的腋神经损伤或因手术引起的粘连。把骨块复位后，可以采用张力带、螺钉等的固定方法。如果，小结节骨片过小，导致无法确切固定的，则可以将之切除。但是，肩胛下肌需要与肱骨近端进行修复，保持肩袖组织的功能完整。

一般来说术后被动外旋最多至中立位为止。术后 6 周，如果 X 线显示骨折有愈合迹象，则可以进行外旋 45°，完全上举的动作。3 个月后，通过康复训练，力量可以完全恢复。

4. 解剖颈骨折

不伴有结节移位的孤立的解剖颈移位骨折非常罕见，但是这种骨折类型所引起的不连接和缺血性坏死的风险又非常高。临床上如果发现此类骨折，就需要进行手术。对于年轻患者，在术中能够达到解剖复位的，可以采用钉板系统进行固定，螺钉固定在中央部及软骨下骨是最牢固的；对于年龄较大的患者或术中不能达到解剖复位的年轻患者，则需要进行半肩关节置换术。

三、3 部分的肱骨近端骨折

3 部分的骨折在肱骨近端骨折中占 10%，老年人、骨质疏松患者的发病率较高。男性：女性=1 ∶ 2。3 部分骨折的缺血坏死率为 12%~25%。在 3 部分大结节骨折中，肩胛下肌使肱骨头出现内旋；在 3 部分小结节骨折中，冈下肌使肱骨头外旋，胸大肌会使肱骨干内旋内收。有时，二头肌长头腱会嵌顿在骨折碎片间。对于 3 部分骨折无软组织嵌顿的可以进行闭合复位，采取保守治疗。特别在老年患者中，不主张进行反复的闭合复位。因为其骨量较差容易造成骨片更加粉碎。而且，反复的手法复位会增加神经损伤和骨化性肌炎的发病率。如果患者无法耐受麻醉或者对肩关节功能预期值要求不高的高龄患者，则可以进行保守治疗。Zyto 等对 9 例 3 部分骨折的患者进行 10 年的随访，平均年龄 66 岁，平均的 constant 评分为 59 分，其中，4 例没有遗留残疾，3 例留有轻度残疾，2 例留有中度残疾。所有的患者都能接受最终的结果。

3 部分不稳定的肱骨近端骨折，可选择手术治疗。切开复位内固定的优点在于相对保存了原有关节的结构。其与半肩置换相比，不存在后者的一些缺点，如：大结节分离、假体松动、神经损伤、肩胛盂的磨损、异位骨化以及深部感染等。而其缺点在于软组织的剥离增加了缺血坏死和骨不连的概率及内固定术后的并发症。对于老年粉碎性的或骨质严重疏松的 3 部分骨折患者，可应用半肩关节置换术。

早期，Neer 所进行的半肩关节置换术取得了较好的疗效，然而，其后再也没有人得出像他一样好的结果。有报道提出，随着患者年龄的增加，关节置换的效果就越差。由于钢板系统的不断改良，微创技术的提出，采用内固定技术治疗此类骨折也取得了令人满意的结局。

但是，在选择切开复位内固定治疗之前，需要注意两方面的问题：骨的质量和肱骨头的状态。其中，骨的质量包括骨质疏松及骨折粉碎的程度。

四、4 部分的肱骨近端骨折

老年人和骨质疏松患者的发病率相当高。Court-Brown 等对肱骨近端骨折的流行病学统计显示，70%以上的 3，4 部分骨折患者年龄大于 60 岁，50%的大于 70 岁。

Neer 的 4 部分骨折分型，又分为外展嵌插型、真正的 4 部分骨折和 4 部分骨折脱位。外展嵌插型骨折的特点是，骨折断端由于压缩，肱骨头嵌在大小结节骨折块内，由于胸大肌的牵引，骨干向内侧移位，使得肱骨头与骨干形成外展的状态。对于这种嵌插骨折特别要引起注意，因为，它常常会演变成真正的 4 部分骨折。所以，在对移位较小的外展嵌插型 4 部分骨折的保守治疗期间，早期的随访相当重要。

对外展嵌插型骨折的治疗，如果关节的骨折块没有向外侧移位，说明内侧的骨膜组织仍然是完整的，内侧的血供没有受到太大的破坏。对这种移位较小的骨折，可以采用保守治疗或切开复位内固定。

对肱骨近端真正 4 部分骨折的治疗则首选假体置换手术。而希望采用闭合复位的保守治疗是不明智的，除非患者不能耐受手术或不同意手术。

外展嵌插型的骨折缺血坏死率低于真正的 4 部分骨折，也未必要采用假体置换的治疗方式；即使发生了缺血坏死，只要达到解剖复位坚强固定后期的功能还是可以接受的。

五、骨折-脱位

骨折脱位可以是 2 部分、3 部分以及 4 部分的。在临床处理上，一般先处理脱位，再进行骨折的固定。对于 2 部分的骨折脱位，可以采用闭合或切开复位的方法。3 部分的骨折脱位大多数情况下采用切开复位内固定，除非肱骨头周围没有或很少有软组织附着或老年骨质疏松患者，可以采用关节置换手术。4 部分的骨折脱位首选关节置换手术。

六、特殊类型的关节面骨折

这种类型的骨折包括关节面压缩和劈裂骨折。关节面压缩的骨折常常伴随有肩关节的后脱位，治疗主要依据肱骨头缺损的范围。对于年轻人，缺损范围小于 40%的尽量采用内固定的方法。关节面劈裂或压缩超过 40%的骨折通常要采用关节置换手术来治疗。

第三节 肱骨干骨折

肱骨干骨折是一种常见的损伤，约占全身骨折的1%，常由典型的直接暴力所致，也可见于旋转暴力较大的体育运动，如投掷、摔跤等。尽管大多数肱骨干骨折可以采用非手术治疗，但仍然有很多关于手术治疗适应证的报道。最终患者能否获得满意的疗效，取决于是否能在骨折类型和患者的要求之间选择一个合适的治疗方案。

一、解剖

肱骨干近端呈圆柱形，起于胸大肌止点的上缘，远端至肱骨髁上，近似于三棱柱形。3 条边缘将肱骨干分成三个面：前缘，从肱骨大结节嵴到冠突窝；内侧缘，从小结节嵴到内上髁嵴；外侧缘，从大结节后部到外上髁嵴。前外侧面有三角肌粗隆和桡神经沟，桡神经和肱深动脉从此沟经过。前内侧面形成平坦的结节间沟。前外侧面和前内侧面远端相邻的部位为肱肌的附着点，后面形成一个螺旋形桡神经沟，其上方和下方分别为肱三头肌的外侧头和内侧头。

肱骨干的血液供应来自肱动脉的分支。从肱动脉发出的一支或多支营养血管、肱深动脉或旋肱后动脉提供肱骨干远端和髓内的血液供应。鼓膜周围的血液循环也是由这些血管和许多小的肌支以及肘部动脉吻合支构成的。在手术治疗骨折的时候必须小心避免同时破坏髓内和骨膜周围的血液供应。

二、分型

肢骨干骨折通常是以骨折线的位置和形态、损伤暴力的大小以及合并软组织损伤的程度来分类。

根据解剖部位可将肱骨干骨折分为：胸大肌止点近端的骨折、胸大肌和三角肌止点之间的骨折以及三角肌止点以远的骨折。不同位置水平的骨折，由于肱骨干肌肉附着的不同而产生不同角度的移位。发生在胸大肌止点近端的骨折，近骨折段在肩袖肌的作用下外展外旋；发生在胸大肌和三角肌止点之间的骨折，三角肌牵拉远骨折端而向近端和外侧移位，近骨折端在胸大肌的作用下内收；发生在三角肌止点以远的骨折，近骨折段外展，远骨折段在肱三头肌和肱二头肌收缩的作用下向近端移位。

目前应用最为广泛的是 AO 分型，将其分为简单型（A 型）、楔形（B 型）和复杂型，每一种骨折类型又根据骨折线的位置和形态分为不同的亚型（表 2-1~表 2-3）。

表 2-1　肱骨干简单骨折（12-A）

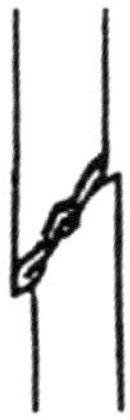 12-A：肱骨干简单骨折	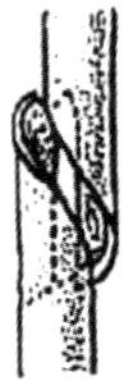 12-A1 螺旋骨折	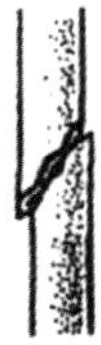 12-A2 斜形骨折（≥30°）	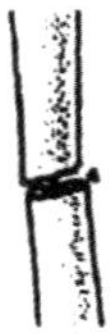 12-A3 横形骨折（<30°）
	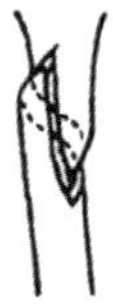 12-A1. 1 近段螺旋骨折	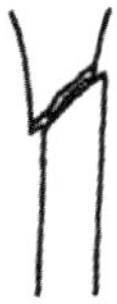 12-A2. 1 近段斜形骨折	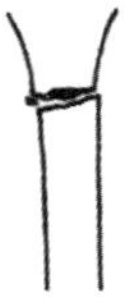 12-A3. 1 近段横形骨折
	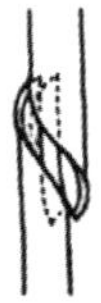 12-A1. 2 中段螺旋骨折	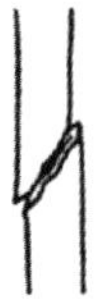 12-A2. 2 中段斜形骨折	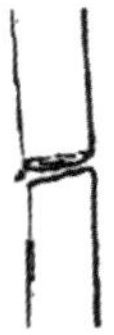 12-A3. 2 中段横形骨折
	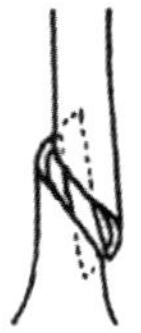 12-A1. 3 远段螺旋骨折	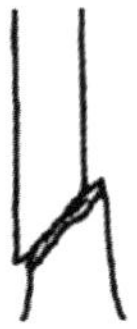 12-A2. 3 远段斜形骨折	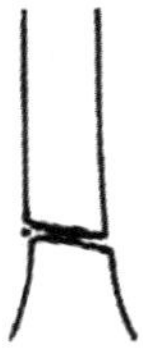 12-A3. 3 远段横形骨折

表 2-2 肱骨干楔形骨折（12-B）

	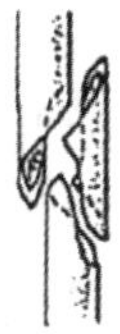 12-B1 螺旋楔形骨折	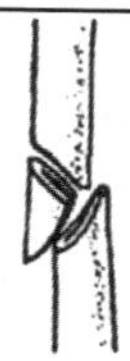 12-B2 折弯楔形骨折	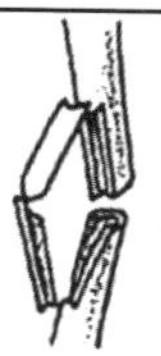 12-B3 粉碎楔形骨折
	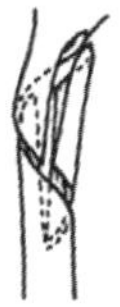 12-B1.1 近段螺旋楔形骨折	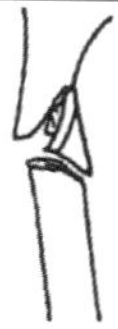 12-B2.1 近段折弯楔形骨折	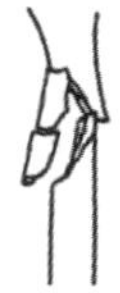 12-B3.1 近段粉碎楔形骨折
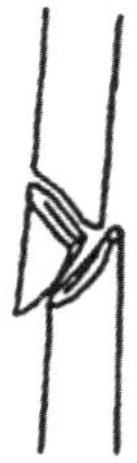 12-B：肱骨干楔形骨折	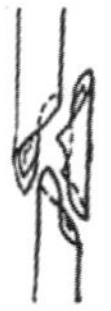 12-B1.2 中段螺旋楔形骨折	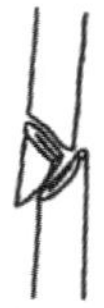 12-B2.2 中段折弯楔形骨折	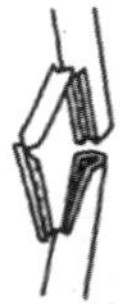 12-B3.2 中段粉碎楔形骨折
	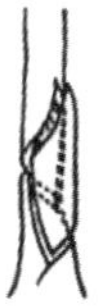 12-B1.3 远段螺旋楔形骨折	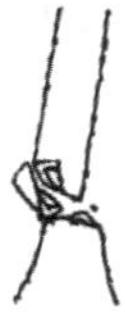 12-B2.3 远段折弯楔形骨折	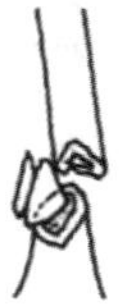 12-B3.3 远段粉碎楔形骨折

表 2-3 肱骨干复杂骨折（12-C）

	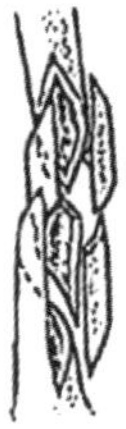 12-C1 螺旋骨折 （1）单纯骨干；（2）近端骨干-干骺端；（3）远端骨干-干骺端	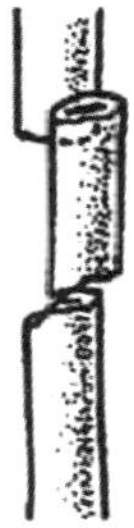 12-C2 多段骨折	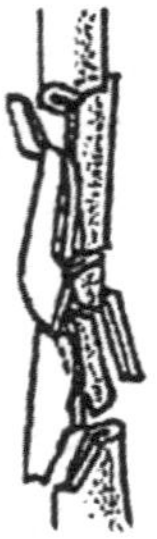 12-C3 不规则骨折
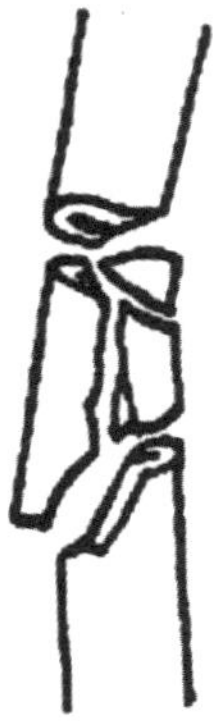 12-C：肱骨干复杂骨折	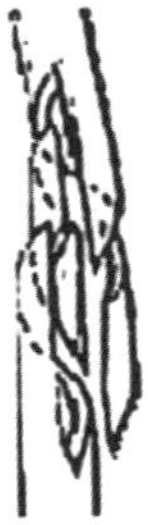 12-C1. 1 有 2 块中间骨块	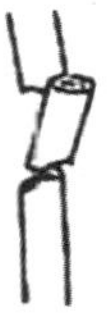 12-C2. 1 有一段中间骨折段：①单纯骨干；②近端骨干-干骺端；③远端骨干-干骺端；④斜形骨折线；⑤斜形+横形骨折线	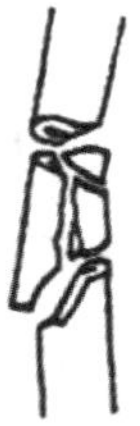 12-C3. 1 有 2 或 3 块中间骨块：①2 块主要中间骨块；②3 块主要中间骨块
	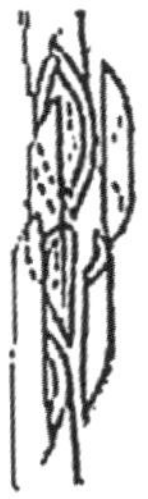 12-C1. 2 有 3 块中间骨块	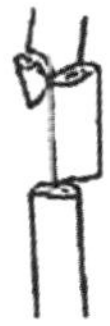 12-C2. 2 有一段中间骨折段+楔形骨块：①单纯骨干；②近端骨干-干骺端；③远端骨干-干骺端；④远端楔形骨块；⑤近、远端 2 楔形骨块	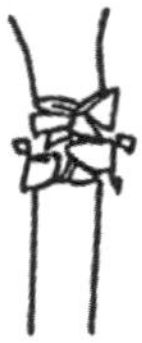 12-C3. 2 局限粉碎<4cm： ①近端； ②中间； ③远端

续 表

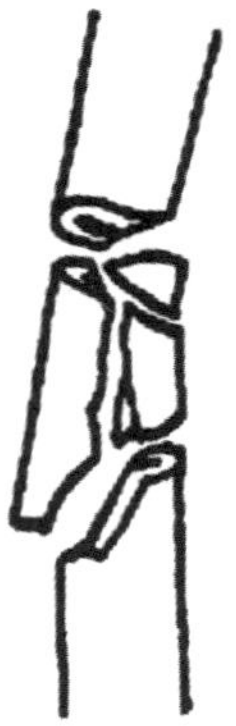 12-C：肱骨干复杂骨折	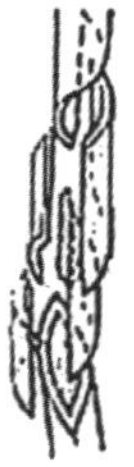 12-C1.3 有 3 块以上中间骨块	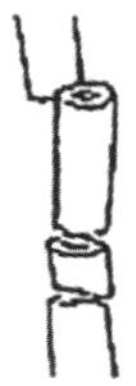 12-C2.3 有两段中间骨折段：①单纯骨干；②近端骨干-干骺端；③远端骨干-干骺端	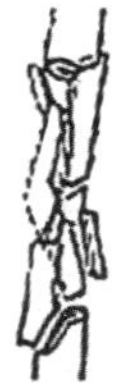 12-C3.3 广泛粉碎>4cm：①单纯骨干；②近端骨干-干骺端；③远端骨干-干骺端

三、诊断

1. 病史及体格检查

首先要明确受伤机制，以便对患者病情的判断提供重要线索。对于多发伤患者，应该依据进展性创伤生命维持（ATLS）原则进行体格检查，观察患者的呼吸道是否通畅，评估呼吸、循环的复苏，控制出血，评估肢体的活动能力，在进行完这些基本的步骤之后，才可以将注意力集中于损伤的肢体上。仔细检查上臂肿胀、淤血及畸形情况。应该在不同的水平对整个肢体的神经血管功能分别进行评估。必须仔细检查桡神经、尺神经和正中神经的运动、感觉功能。

2. 影像学检查

肱骨的标准影像学检查应该包括正位像、侧位像，同时将肩、肘关节包括在内，必要时加拍斜位片。在病理性骨折中，还需要进行骨扫描、CT 和 MRI 等检查。

四、治疗

在制定治疗方案时，应当综合考虑患者的骨折类型、软组织损伤程度、相应的神经损伤、年龄和并发症等，以期取得良好的疗效，并降低并发症的风险。

1. 非手术治疗

绝大多数肱骨干骨折能采用非手术治疗。肱骨 20°的向前成角和 30°的向内成角畸形可由正常的肩、肘关节活动度代偿，肱骨也可以接受 15°的旋转对位不良和 3cm 以内的短缩畸形而几乎不影响功能。

非手术治疗措施主要包括：悬垂石膏、接骨夹板、Velpeau 吊带、外展架、U 形石膏骨牵引以及功能性支具。表 2-4 列出了各种治疗措施的优缺点。目前，功能性支具已经基本上取代了其他的治疗措施，最常见的治疗是在骨折后的 3~7 天使用悬垂石膏或夹板，至疼痛减轻后换成功能性支具。

表 2-4　肱骨干骨折的非手术治疗

治疗方法	优点	缺点	适应证
悬垂石膏	可以复位	不适用于横形骨折	多用于短缩骨折早期治疗
接骨夹板	操作简便、允许腕手活动	无法限制骨折短缩	无移位或轻微移位骨折的早期治疗
Velpeau 吊带	在无法合作的儿童和老年患者中非常有用	限制了所有关节的活动	用于无法耐受其他治疗方式的儿童和老年人
外展架	无明显优点	很难耐受	极少应用
骨牵引	可以用于卧床患者；可以用于大面积软组织缺损	感染风险；需要严密观察；有尺神经操作可能	很少应用
功能性支具	允许各个关节活动；轻便，耐受性好；降低骨不连发生率	不适用于骨折早期复位或恢复长度	在早期使用悬垂石膏或接骨夹板后，功能性支具是大多数肱骨干骨折治疗的金标准

（1）悬垂石膏：应用悬垂石膏的指征包括短缩移位，特别是斜形或者螺旋形的肱骨中段骨折，目前多用于早期治疗以获得复位。横形骨折由于存在骨折端分离和不愈合的风险，因此不宜使用悬垂石膏。

应用悬垂石膏应当遵循的原则有：应使用轻质的石膏；石膏的近端应该超过骨折断端 2cm，远端必须跨越肘关节和腕关节，屈肘 90°，前臂旋转中立位；尽量保持手臂处于下垂状态。

（2）功能性支具：功能性支具是一种通过软组织的挤压达到骨折复位的矫形器具，通过前后两个夹板，分别和肱二头肌、肱三头肌相贴附，对骨折产生足够的压力和支撑，然后用有弹性的绷带将支具固定在合适的位置，支具套袖的远端应该露出肱骨内外髁。

应用悬垂石膏固定骨折的患者应该在 3~7 天，也就是急性疼痛和肿胀消失后换用功能性支具，在患者能够耐受的前提下，鼓励活动和使用伤肢。支具通常要使用 8 周以上，在骨折初步愈合之前，外展活动不应超过 60°~70°。

功能性支具的缺点在于仍有可能发生成角畸形，特别是乳房下垂、肥胖的女性，容易出现内翻成角。其禁忌证包括：软组织损伤严重或有骨缺损；无法获得或维持良好对线的骨折以及遵从性较差的患者。

2. 手术治疗

尽管非手术治疗在大多数肱骨干骨折的患者中可以取得很好的效果，但在某些情况下，仍然需要手术治疗。手术固定有绝对和相对的手术指征（表 2-5）。必须充分考虑患者的年龄、骨折类型、伴随损伤和疾病以及患者对手术的耐受程度。对于活动较多的患者，如果发生横形或短斜形骨折，非手术治疗又具有相对愈合延迟的倾向，也可以考虑手术治疗。

表 2-5　肱骨干骨折的手术指征

相对指征	绝对指征
多发创伤	长螺旋骨折
开放性骨折	横形骨折
双侧肱骨干骨折、多段端骨折	臂丛神经损伤
病理性骨折	主要神经麻痹
漂浮肘	闭合复位不满意
合并血管损伤	神经缺损
闭合复位后桡神经麻痹	合并帕金森病
骨不连、畸形愈合	患者无法耐受非手术治疗或依从性不好
合并关节内骨折	肥胖、巨乳症

手术治疗的方式包括接骨钢板、髓内钉以及外固定支架。其中，钢板几乎可以应用于所有的肱骨骨折，特别是骨干的近、远端骨折以及累及关节的粉碎性骨折，通常可以取得良好的疗效，而且术后很少残留肩肘关节的僵硬，对于肱骨干畸形愈合或不愈合，钢板固定也是一个标准的治疗方法。

（1）接骨钢板：

a. 手术入路：肱骨干骨折钢板内固定有几个手术入路可以使用，包括前外侧入路、外侧入路、后侧入路和前内侧入路。

前外侧入路通常用于肱骨干近、中 1/3 的骨折。切口从喙突远端 5cm 开始，沿胸肌三角肌间沟走行，沿肱二头肌外侧向远端延伸至肘关节上方 7.5cm，将肱二头肌向内侧牵开，于中轴线偏外侧将肱肌纵行劈开显露肱骨干。由于肱肌的外侧部分受桡神经支配，内侧由肌皮神经支配，因此应用此入路时要保护好支配肱肌的神经。如果将该入路用于远端 1/3 的骨折，必须小心避免在远端将桡神经压在钢板下。

后侧入路通过劈开肱三头肌显露从鹰嘴窝到中上 1/3 的肱骨。该入路特别适用于肱骨干远端 1/3 骨折，同时也适用于需要对桡神经进行探查和修复的患者。该入路缺点在于桡神经和肱深动脉跨越切口和钢板，因此存在损伤的风险。

可延伸的外侧入路于肱三头肌和上臂屈肌群之间的肌肉平面显露远端 2/3 的肱骨。该入路的优点在于不仅可以显露肘关节，还可以根据手术需要进一步向近端或前外侧延长。

前内侧入路通过内侧肌间隔暴露肱骨干的前内侧面，术中需从三头肌内游离尺神经并牵向内侧。该入路有损伤正中神经和肱动脉的风险，在骨折的内固定中很少使用这种切口，但在治疗伴有神经血管损伤的骨折时非常有用。

b. 手术方法：术前应仔细分析骨折的特点及手术部位的软组织条件，并根据骨折部位采用相应的手术入路。通常肱骨干近端 2/3 的骨折采用前外侧入路。远端 1/3 的骨折建议采用后侧入路，并将钢板放在肱骨的后侧，因为肱骨后面比较平坦，而且钢板可以向远端放置而不影响肘关节功能。

通常选用宽 4. 5mm 系列 DCP，对于肱骨比较狭窄的患者也可用窄 4. 5mm 系列 DCP。肱骨干远端移行部位的骨折固定比较困难，可以通过使用两块 3. 5mm 动力加压钢板获得有效的固定，其中，采用 LC-DCP 对骨皮质血液循环破坏小，更有利于新生骨的形成。对横形骨折，断端之间的加压主要依靠动力加压钢板，如果是斜形或螺旋形骨折，应尽可能地在骨折端使用拉力螺钉，并用钢板加以保护。对于粉碎严重的骨折，应采用间接复位技术和桥接接骨板技术，并使用锁定钢板。在所有肱骨干骨折的内固定手术中，骨折远近两端都必须至少要有 6 层皮质，最好是 8 层皮质被穿透固定，以获得足够的稳定性。需要特别注意的是，在放置钢板之前应确认没有将桡神经压在钢板远端下。

术后第 1 周，如果内固定可靠稳定，患者就可以开始肩关节和肘关节的功能锻炼，在患者能够耐受的前提下，逐渐增加活动量。4~6 周通常禁止负重锻炼。

（2）髓内钉：在肱骨干多段骨折、骨质疏松性骨折以及病理性骨折的治疗中，髓内钉更为合适。与钢板相比，髓内钉由于更接近肱骨干的中轴，因此比钢板承受更小的折弯应力，也大大减小了在钢板和螺钉上常见的应力遮挡。肱骨髓内钉可以分为膨胀钉（内稳定方式，例如 Seidel 钉和 Truflex 钉）和交锁钉（如 Russell-Taylor 钉）。当合并神经损伤、开放性骨折、伴有骨缺损或萎缩性骨不连时，如果选择该技术，应该进行切开复位置入髓内钉。

髓内钉可采用顺行入路或逆行入路。在肱骨干远端骨折中，和顺行髓内钉相比，逆行髓内钉可以显著增加早期的稳定性，提供更好的抗折弯性能和抗旋转强度。肱骨干近端骨折恰好相反，顺行髓内钉有更好的生物力学特性。

顺行入路用于治疗肱骨干中段和近端 1/3 骨折。近端呈弧形的髓内钉从大结节插入，要求骨折线距大结节至少 5～6cm。直的髓内钉顺着髓腔插入，可用于治疗更偏近端的骨折，但这种髓内钉会影响到肩袖和肩关节外侧关节软骨。入钉点在肩关节伸 30°时于肩峰前方平行于肱骨干做纵形切口，切开喙肩韧带即可达肱骨髓腔，选取该入钉点可以避免损伤肩袖。远端锁钉可以从后向前（对于周围神经来说最安全）、从前向后或者从外向内置入，但对于多发伤患者，从后向前置入锁钉会有一定困难。当使用外侧入路置入锁钉时，必须小心使用钝性分离到达骨面，确保桡神经不会受到损伤。

肱骨逆行髓内钉适用于累及中段和远端 1/3 的肱骨干骨折。进钉点位于距鹰嘴窝上方 1.5～2cm 的后侧皮质，并将髓内钉顺肱骨干插到距离肱骨头 1～1.5cm 的地方。

使用肱骨髓内钉有损伤神经血管的可能，主要包括三部分：在开髓和插入髓内钉时可能损伤桡神经；近端锁定时损伤腋神经；远端锁定时损伤桡神经、肌皮神经、正中神经和肱动脉。此外，使用顺行髓内钉常会在进钉点引起一些症状，如肩关节疼痛和僵硬，而逆行髓内钉则有发生肘关节功能受限以及肱骨远端部位医源性骨折的风险。

（3）外固定架：外固定架很少使用，通常应用在其他现有治疗方法禁忌使用的时候，主要为严重的开放性骨折伴有大面积软组织和损伤骨缺损。外固定架采用单侧、半钉结构即可稳定骨折端，在骨折上下方各置入 2 枚螺钉，螺钉应该穿透两层皮质并在同一平面，并在直视下置入以防止神经血管损伤。其常见的并发症为钉道感染，部分患者会出现骨不连。

五、小结

肱骨干骨折是较为常见的损伤。尽管大多数可以采用非手术治疗，但要取得良好的疗效仍需要根据骨折类型与患者需要来选择恰当的治疗方式。如果选择切开复位，对于有移位的肱骨干骨折采用钢板内固定仍然是金标准。

第四节 肱骨远端骨折

肱骨远端骨折发生率相对较低，约占所有骨折的 2%以及肱骨骨折的 1/3，最多见于 12～19 岁的男性以及 80 岁以上的女性。低能量损伤多由于摔倒时肘部受到直接撞击或伸直位受到轴向的间接暴力所致，高能量损伤多见于遭受车祸或高空坠落伤的年轻患者，常为开放性骨折，且伴有合并损伤。

肱骨远端骨折的治疗常较为困难，特别是那些粉碎严重的关节内骨折，而在伴有明显骨质疏松的老年人群中，这一类型骨折的发生率呈上升趋势，因此对其治疗方式的选择提出了新的挑战。无论成人或儿童患者，对骨折不正确的治疗皆可导致显著的疼痛、畸形以及关节僵硬。为避免这一问题就需要对骨折进行切开复位以重建正常的肘关节，并进行牢固的内固定，以利关节早期的主动活动，从而达到良好的功能恢复。

一、解剖

肱骨远端呈 Y 形分开，形成两个支撑滑车的圆柱，可依此划分为内外侧柱，这些柱终止在与滑车相连的点上，其中内侧柱的终止点较滑车远端约近 1cm，而外侧柱延伸到滑车的远侧面。滑车的功能就像肱骨远端的关节轴，位于两个骨柱之间，形成一个三角形。破坏这个三角形的任意一边，其整体结构的稳固性就明显减弱。

肱骨远端的三角形结构在后方形成一近似于三角形的凹陷，即鹰嘴窝，在肘关节完全伸直时容纳鹰嘴尖的近端。肱骨的髓腔在鹰嘴窝近侧 2~3cm 处逐渐变细，同时肱骨在内外侧柱间开始变得很薄。桡骨远端前方凹陷被一纵向骨嵴分开，分别为尺侧的冠状窝和桡侧的桡窝。这一纵嵴和滑车外侧唇缘构成内外侧柱的解剖分界线，冠状窝和滑车位于两柱之间，构成一对称的柱间弓。鹰嘴窝和冠状窝与柱间的滑车相联系，而桡窝及肱骨小头是外侧柱的一部分。

内侧柱始于此弓的内侧界，在肱骨远端以 45°角从肱骨干上分出。此柱的近侧 2/3 为骨皮质，远侧 1/3 为骨松质构成的内上髁，截面为椭圆形，内上髁的内侧面和上方是前臂屈肌群的起点，因此内上髁骨块的准确复位和固定有助于重建肘关节的稳定。尺神经从内上髁下方的尺神经沟通过，将尺神经前置后，可以将内固定物放于后内侧柱，而且内侧柱的前侧面没有关节面，螺钉不会影响关节功能。

外侧柱在肱骨干上和内侧柱同一水平的远端分出，但方向相反，与肱骨干长轴成 20°。此柱近侧半为骨皮质，后侧面宽阔平坦，是放置钢板的理想位置。外侧柱的远侧半为骨松质，起始于鹰嘴窝的中央，在向远侧延伸的过程中开始逐渐向前弯曲，在此弯曲的最远点出现肱骨小头软骨。肱骨小头向前突出，在矢状面呈 180°弓形，其旋转中心在肱骨干轴心线前方 12~15mm，但在滑车轴心的延长线上，此为尺桡骨同轴屈伸的解剖基础。肱骨远端的柱状概念在决定何处放置内固定物时很重要，因为术中不能从后面直接看到外侧柱的前面。

滑车是肱骨两柱间的“连接杆”，由内外侧唇缘和其间的沟组成。此沟与尺骨近端的半尺切迹相关节，两唇缘给肱尺关节提供内外侧稳定。

二、分型

1. 肱骨远端骨折

AO 分型将其分为关节外骨折（A 型）、部分关节内骨折（B 型）和完全关节内骨折，每一种骨折类型又根据骨折线的位置和形态分为不同的亚型（表 2-6~表 2-8）。

表 2-6 肱骨远端关节外骨折（13-A）

	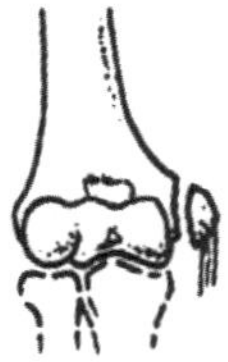 13-A1 骨突撕脱骨折	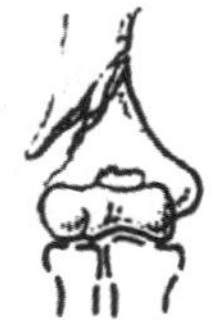 13-A2 干骺端简单骨折	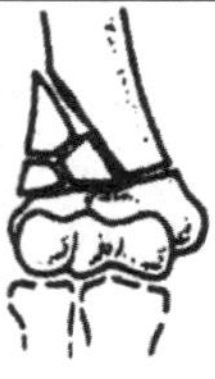 13 - A3 干骺端粉碎骨折
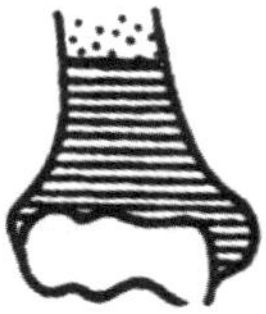 13-A：肱骨远端关节外骨折	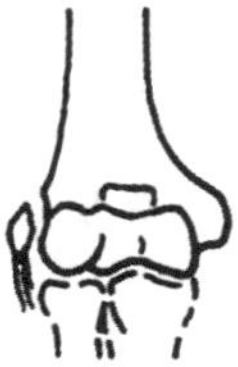 13-A1.1 外上髁撕脱	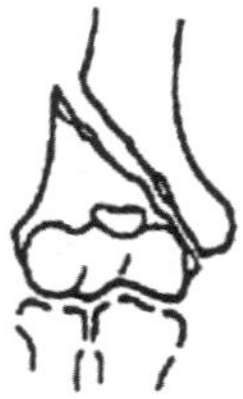 13-A2.1 骨折线从外上斜向内下	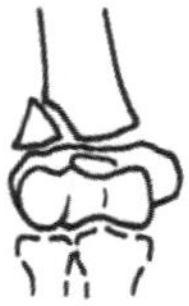 13 - A3.1 有完整的楔形骨块：①外侧；②内侧
	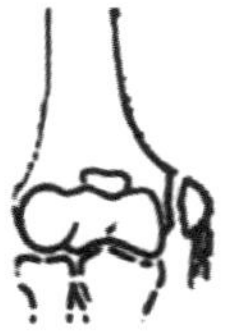 13-A1.2 内上髁撕脱，无嵌入：①无移位；②有移位；③粉碎	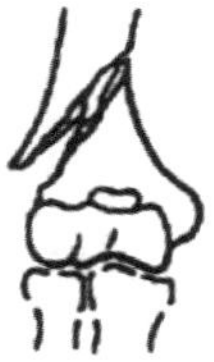 13-A2.2 骨折线从内上斜向外下	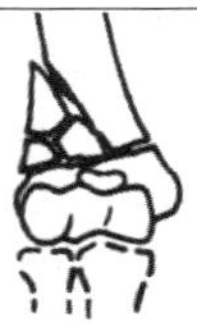 13 - A3.2 楔形骨块粉碎：①外侧；②内侧

续 表

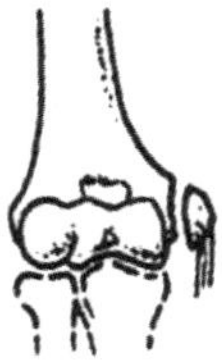	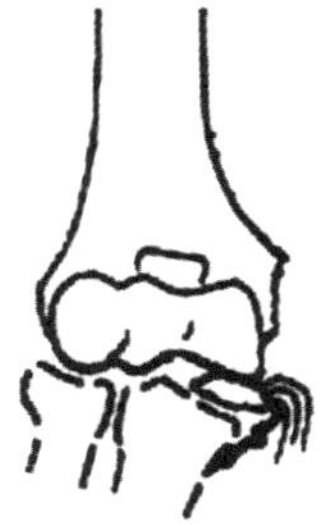 13-A1.3 内上髁撕脱，有嵌入	13-A2.3 横形骨折 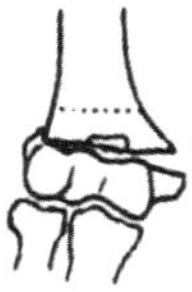 ①经二骺端： 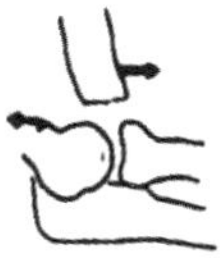 ②近骺部，向后移位（Kocher Ⅰ）； 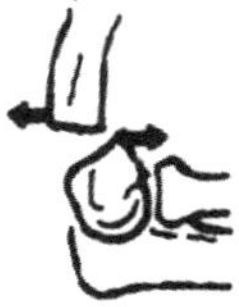 ③近骺部，向前移位（Kocher Ⅱ）	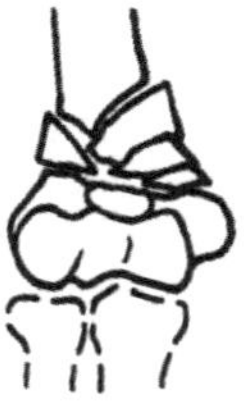 13－A3.3 复杂骨折

表 2-7　肱骨远端部分关节内骨折（13-B）

<table>
<tr><td rowspan="2">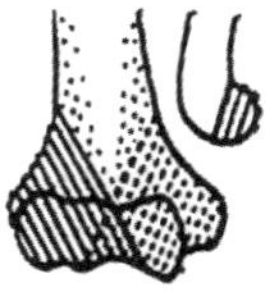
13－B：肱骨远端部分关节内骨折</td><td>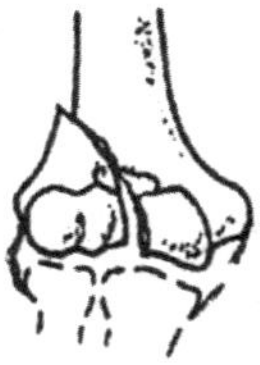
13-B1 外侧矢状面骨折</td><td>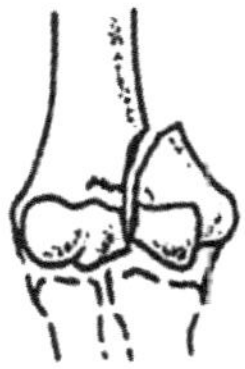
13-B2 内侧矢状面骨折</td><td>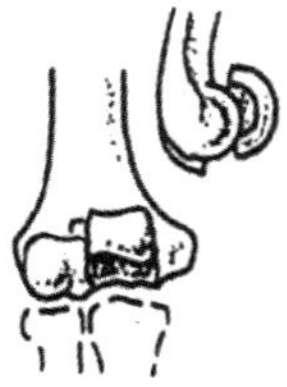
13-B3 额状面骨折</td></tr>
<tr><td>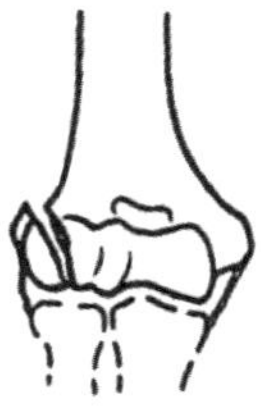
13-B1.1 肱骨小头骨折：①经肱骨小头；②肱骨小头和滑车之间</td><td>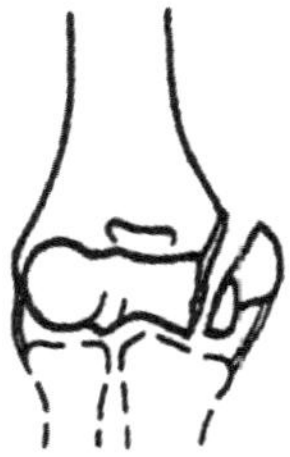
13-B2.1 经滑车内侧简单骨折（Milch-Ⅰ）</td><td>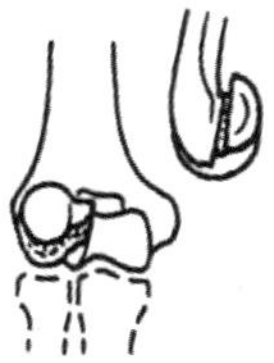
13-B3.1 肱骨小头骨折：①不全骨折（Kocher－Lorenz）；②完全骨折（Hahn－Steinthal 1）；③带部分滑车（Hahn－Steinthal 2）；④粉碎</td></tr>
</table>

续 表

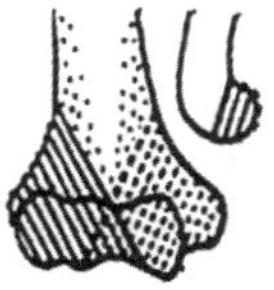 13-B：肱骨远端部分关节内骨折	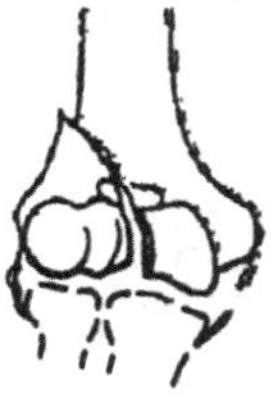 13-B1.2 经滑车简单骨折：①内侧副韧带完整；②内侧副韧带破裂；③干骺端简单的外侧髁骨折（典型 Milch-Ⅱ）；④干骺端楔形骨折；⑤干骺端-骨干骨折	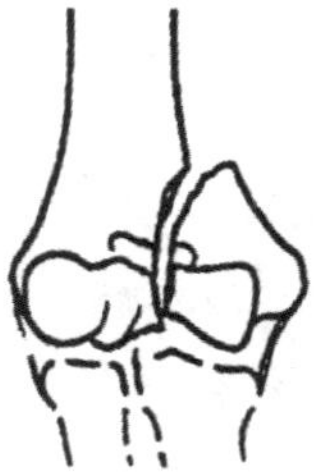 13-B2.2 经滑车沟简单骨折	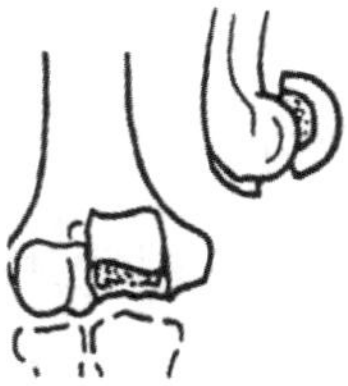 13-B3.2 滑车骨折：①简单；②粉碎
	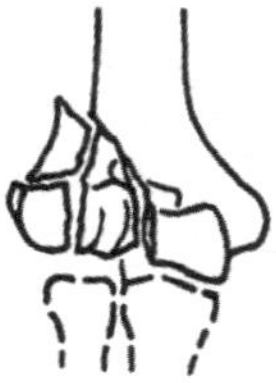 13-B1.3 经滑车粉碎骨折：①骨骺-干骺端骨折；②骨骺-干骺端-骨干骨折	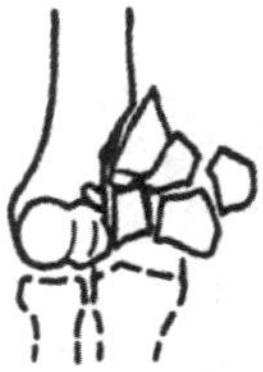 13-B2.3 经滑车粉碎骨折：①骨骺-干骺端骨折；②骨骺-干骺端-骨干骨折	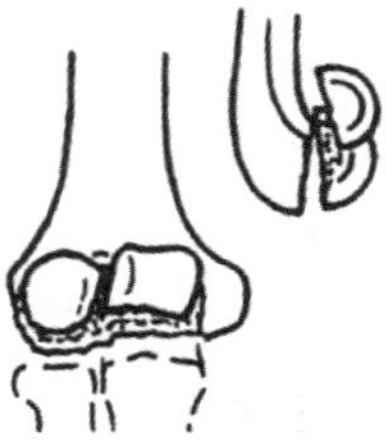 13-B3.3 肱骨小头+滑车骨折

表 2-8　肱骨远端完全关节内骨折（13-C）

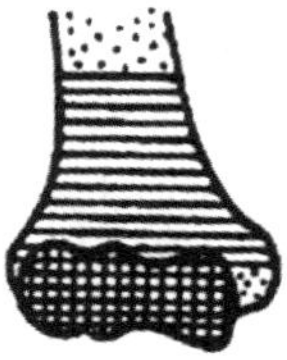 13-C：肱骨远端完全关节内骨折	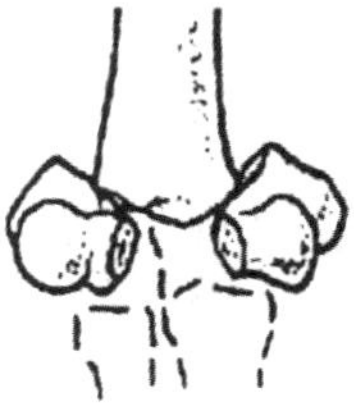 13-C1 关节、干骺端简单骨折	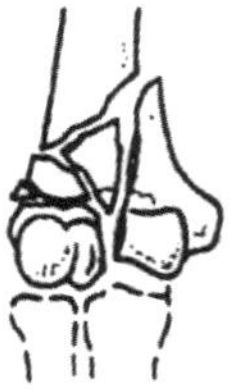 13-C2 关节简单骨折、干骺端粉碎骨折	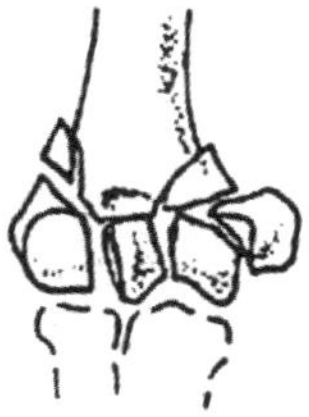 13-C3 关节、干骺端粉碎骨折
	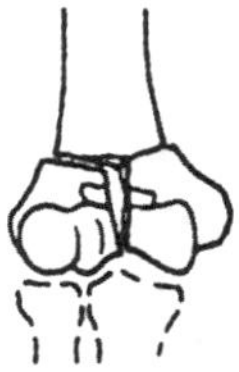 13-C1.1 轻度移位：①Y形；②T形；③V形	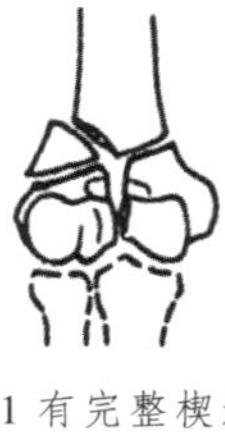 13-C2.1 有完整楔形骨块：①干骺端外侧；②干骺端内侧；③干骺端-骨干外侧；④干骺端-骨干内侧	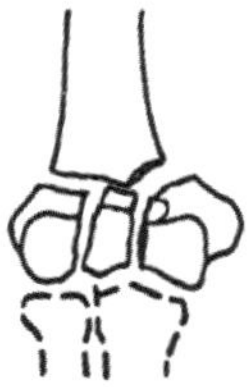 13-C3.1 干骺端简单骨折
	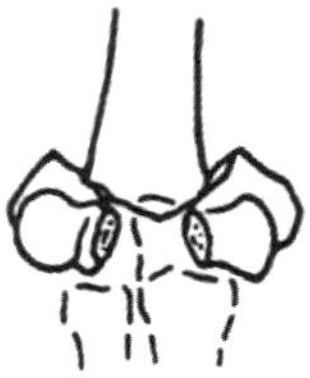 13-C1.2 明显移位：①Y形；②T形；③V形	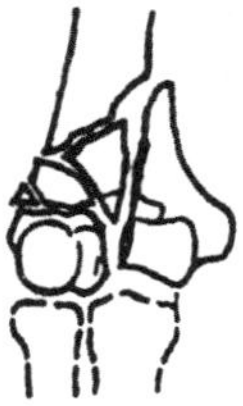 13-C2.2 楔形骨块粉碎：①干骺端外侧；②干骺端内侧；③干骺端-骨干外侧；④干骺端-骨干内侧	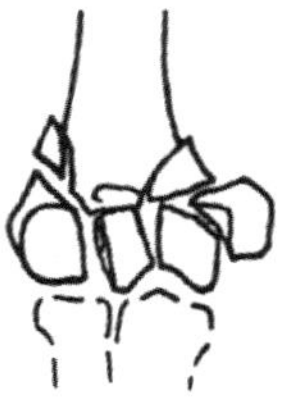 13-C3.2 干骺端有楔形骨块：①骨块完整；②骨块粉碎
	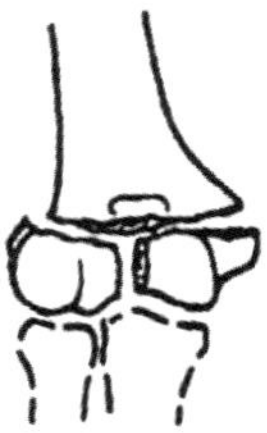 13-C1.3 骨骺T形骨折	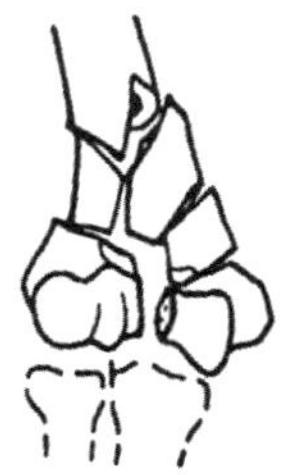 13-C2.3 复杂骨折	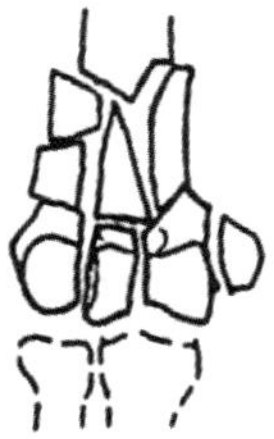 13-C3.3 干骺端复杂骨折：①局限于干骺端；②累及骨干

2. Jupiter 分型（表 2–9）

建立在肱骨远端双柱概念以及对肘关节稳定性理解的基础上，对重建手术的指导意义更大。其中，高位骨折的特征为：骨折柱包括滑车的大部分；尺骨或桡骨随骨折而移位；远侧骨块上有足够的空间放置内固定。而低位骨折特征与此相反（图 2–5）。

表 2–9 肱骨远端骨折的 Jupiter 分型

Ⅰ. 关节内骨折
A. 单柱骨折
1. 内侧
a. 高位
b. 低位
2. 外侧
a. 高位
b. 低位
3. 分叉处
B. 双柱骨折
1. T 形
a. 高位
b. 低位
2. Y 形
3. H 形
4. λ 形
a. 内侧
b. 外侧
5. 多平面型
C. 肱骨小头骨折
D. 滑车骨折
Ⅱ. 关节外囊内骨折
贯穿骨柱骨折　1. 高位
a. 伸展
b. 屈曲
c. 外展
d. 内收

续 表

2. 低位
a. 伸展
b. 屈曲
Ⅲ. 关节囊外骨折
A. 内上髁
B. 外上髁

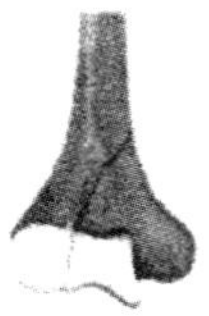
内侧柱高位骨折

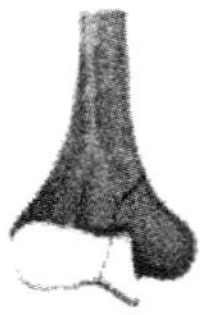
内侧柱低位骨折

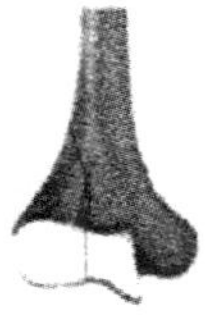
外侧柱高位骨折

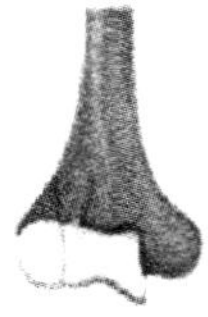
外侧柱低位骨折

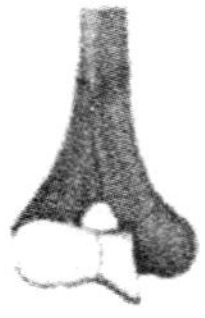
分叉单柱骨折

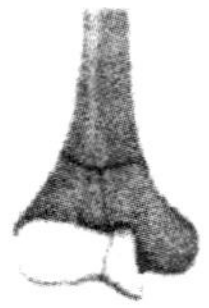
高位T形双柱骨折

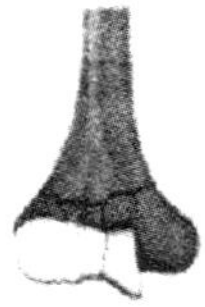
低位T形双柱骨折

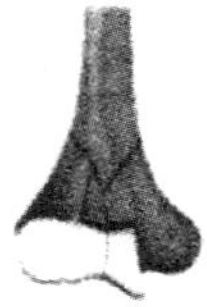
Y形双柱骨折

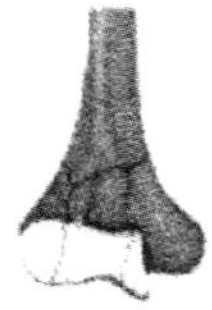
H形双柱骨折

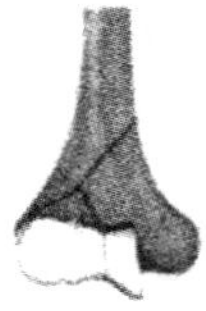
内侧λ形双柱骨折

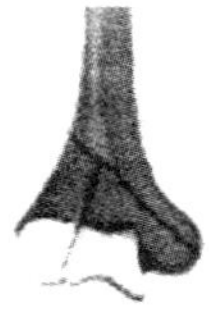
外侧λ形双柱骨折

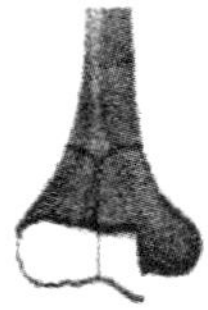
多平面双柱骨折

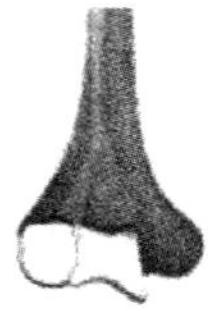
关节面骨折(肱骨小头或滑车)

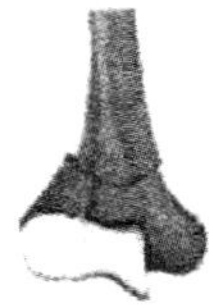
高位伸展型贯穿骨柱骨折(正位)

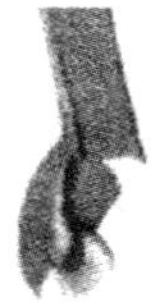
高位伸展型贯穿骨柱骨折(侧位)

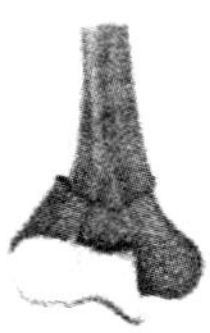
高位屈曲型贯穿骨柱骨折(正位)

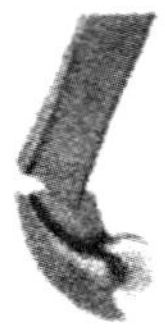
高位屈曲型贯穿骨柱骨折(侧位)

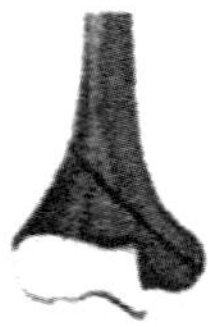
高位外展型骨折

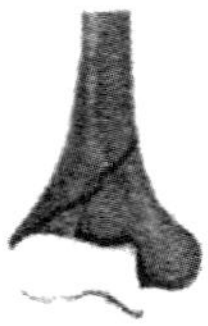
高位内收型骨折

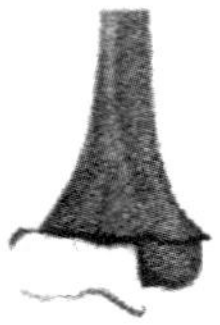
低位伸直型贯穿骨柱骨折(正位)

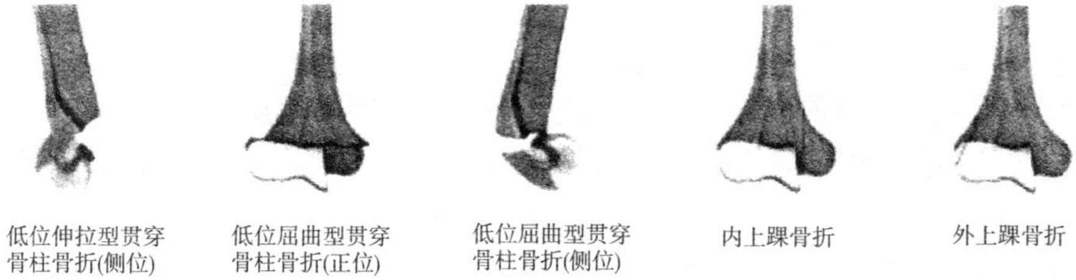

图 2-5 肱骨远端骨折的 Jupiter 分型

三、诊断

1. 病史及体格检查

仔细询问病史有助于分析损伤时组织受到外力的能量大小。患者骨质强度是关键因素，老年患者一次简单的摔倒即可造成粉碎性骨折。患者的总体病史同样十分重要，内固定手术要达到良好的效果需要患者对术后主动功能锻炼具有良好的合作性。

通常肘关节会出现肿胀，并可能有短缩畸形。查体时必须仔细检查肢体末端的血管神经状况。此外，还应注意有无开放性伤口，有 1/3 以上的病例会出现这种情况，一般在肘关节后侧或后外侧，由髁劈开后尖锐的肱骨干断端横行刺穿伸肌结构和皮肤造成。

2. 影像学检查

应拍摄骨折部位的正侧位 X 线片，必要时加拍斜位片。在麻醉状态下拍片或透视时对患肢施加轻柔的牵引，有助于辨别骨折的形态以制订术前计划，按照健侧作为对比也有助于手术设计。隐蔽的骨折块可导致术前计划不足，对其正确的诊断依赖于丰富的临床经验。目前 CT 和 MRI 的应用价值不大，但三维重建有助于精确诊断。内固定的方式和手术入路因不同的骨折类型而异，因此对骨折进行精确分型十分关键。应力位摄片有助于骨折分型与术前计划的确定。

四、治疗

20 世纪 70 年代以前，针对这种骨折绝大多数作者倾向于采用保守治疗，包括牵引及石膏外固定。手术也是建立在有限内固定的基础上，由于切开复位和充分的内固定不容易做到，因此手术效果通常不佳。然而随着对肱骨远端双柱状结构的认识，通过钢板和螺钉内固定能够获得足够的稳定性，从而可以在早期进行功能锻炼，因此手术治疗已成为肱骨远端骨折的常规治疗方法。

1. 手术入路

手术入路的选择取决于骨折类型。

（1）后侧入路：对于双柱骨折，最常采用鹰嘴旁肘后正中切口。患者取侧卧位或仰卧位，从鹰嘴尖近侧 15~20cm 向远端做纵行切口，在肘部向内侧弯曲以绕过鹰嘴，然后返回中线并延伸到鹰嘴尖远侧 5cm，尺神经需游离。要充分显露肱骨远端，通常需要尖端向下的 V 形尺骨鹰嘴截骨，手术结束时截骨处可用克氏针加张力带或 2 枚 6.5mm 的骨松质螺钉固定。该入路的优点在于关节面显露充分，缺点在于有一定的尺骨鹰嘴延迟愈合、不愈合的发生率，肱骨头显露欠佳，且不能用于需要实行全肘关节置换的患者。为克服这些缺点，可采用肱三头肌劈开入路，其操作相对简单，复位时可参照尺骨近端完整的滑车切迹，但肘关节面显露相对受限。也可采用三头肌翻转入路，将其在尺骨鹰嘴上的止点剥下并自内向外侧翻转，术毕于鹰嘴钻孔将三头肌止点缝回原处。该入路对外侧柱显露欠佳，一般不用于切开复位内固定术，主要用于肘关节置换。

（2）外侧入路：向近端延伸的 Kocher 入路沿肱三头肌和肱桡肌分离，并将前者自外侧肌间隔剥离，即可显露肱骨远端外侧柱。该入路可用于治疗部分外侧柱骨折，简单的高位贯穿骨折以及肱骨小头骨折。

（3）内侧入路：内侧入路可完全显露肱骨远端的内侧柱，可用于治疗单纯内侧柱、内上髁或肱骨滑车的骨折，也可与外侧入路联合治疗复杂的以及合并肱骨小头的滑车骨折。

（4）前侧入路：肘关节前侧入路在肱骨远端骨折的治疗中应用较少，因其对内外侧柱显露均有限，仅偶尔应用于伴有肱动脉损伤的患者。

2. 手术方法

应根据骨折类型仔细地进行术前计划，包括整个手术操作（抗生素应用、手术入路、植骨等）。如不能精确计划内固定方式，应对所有可能采用的方法做充分准备。

（1）复位：复位是手术过程中最困难的部分，必要时可采用牵开器，临时的克氏针固定可在复位过程中提供帮助，但一般不作为最终的固定。手术过程中应做出充分的计划，以保证临时内固定物不会妨碍最终内固定物的安放。标准的方法是复位和固定髁间骨块，但如果存在大骨折块与肱骨干对合关系明显，则无论涉及关节面的大小，均应先将其与肱骨干复位和固定。

（2）固定：这些骨折的固定原则是重建正常的解剖关系以及肱骨远端三角每个边的稳定性。但必须记住，由于解剖方面的原因，使某些骨折很难牢固固定，包括的方面有：远侧骨折块太小，限制了应用螺钉的数目；远侧骨块是骨松质，使得螺钉难以牢固固定；为保持最大的功能，内固定放置需避开关节面和三个窝（鹰嘴窝、冠状窝、桡窝）；该区域骨骼和关节面的复杂性导致钢板预弯困难。

对于累及双柱的骨折，一般采用两块接骨板才可达到牢固的固定，最常选用3.5mm重建接骨板或DCP，两块接骨板垂直放置可增加固定强度。如果两块钢板位置均靠后，那样钢板较弱的一侧便处于肘关节运动平面上，容易造成骨折延迟愈合及钢板疲劳断裂。固定的顺序可有多种变化，并且必须与各骨折类型相适应。通常先固定较长的骨折平面，这个骨折通常累及集中的一个柱。此外，钢板塑形及螺钉固定应当从远到近，因为远侧钢板的放置位置对最大限度发挥远侧螺钉的作用极为重要。后外侧接骨板在屈肘时起到张力带的作用，远端要达到关节间隙水平，对于肱骨小头骨折，可通过外侧接骨板应用全螺纹骨松质螺钉进行固定，需根据骨骼外形进行预弯以重建肱骨小头的前倾，最远端的螺钉指向近端以避开肱骨小头并可提供机械的交锁结构。内侧接骨板要置于较窄的肱骨髁上嵴部位，内上髁可以作为“支点”把钢板远端弯曲90°，这样远侧的两个螺钉相互垂直，形成机械交锁结构，其力量大于两个螺钉螺纹的组合拔出力量。滑车骨折可以用加压螺钉进行牢固固定，但如果为粉碎骨折，必须小心，以防在滑车切迹上用力过度造成关节面不平整，这种情况下螺钉要在没有压力的模式下拧入。术中应尽可能保护骨块的软组织附丽。

固定完成后对肘关节进行全范围的关节活动，包括前臂的旋转。仔细检查是否存在螺钉或钢针穿出关节面而发生撞击的情况，并检查骨折块间是否存在活动。

对于骨质疏松明显、骨折严重粉碎以及骨折线非常靠近远端的老年患者，全肘关节置换也是一种选择。

（3）特殊类型骨折的固定：

1）高位T形骨折：高位T形骨折是最简单的可以牢固固定的类型，因其远侧骨块相对较大。其垂直骨折线最长，因而通常先用贯穿拉力螺钉固定。

2）低位T形骨折：该型最为常见，一个特殊的难题是外侧骨块常难以固定。因此通常先固定内侧柱，用长的髁螺钉通过钢板远侧孔把内侧柱牢固固定于外侧柱，这样外侧柱上可以获得一个更近的支点。

3）Y形骨折：斜行骨折平面可使用加压螺钉固定骨块。对Y形骨折，钢板只能起到中和钢板的功能。

4）H形骨折：原则上讲，滑车碎块必须在远侧柱上重新对位。远侧骨块用点状复位钳复位到两个柱上。在用4.0mm或6.5mm螺钉固定骨块时，先用克氏针临时固定，以协助稳定滑车和防止碎块移位。

5）内侧λ形骨折：该型骨折的困难之处在于外侧骨块上可利用的区域很

小，内侧滑车碎块即使用螺钉固定也太小。外侧柱用 2 根 4.0mm 螺钉把肱骨小头固定到内侧柱，完成远端贯穿固定。然后用 2 根外侧 4.0mm 螺钉把同一碎骨块固定到外侧钢板，这样便可固定整个外侧柱。内侧柱用标准 3.5mm 重建钢板牢固固定。

6）外侧 λ 形骨折：在该型骨折中，滑车是一个游离碎块，但其内侧柱完整。因此，应先把滑车骨块固定于内侧柱上，用 2 枚 4.0mm 螺钉通过钢板钉孔直接拧入滑车和小头，可以确保钢板稳定并把远侧骨块拉到一起。

7）开放性骨折：常见于高能量创伤，如果伤口在前侧，肱动脉和正中神经有损伤的风险，应仔细检查神经血管。如果伤口在后侧，在设计手术入路时可利用肱三头肌的伤口，在这种情况下肱骨末端可能有大量的污物和碎片存在，因此需要仔细清创。

（4）术后处理：对骨折进行有效的固定后不需要石膏的辅助外固定。术后肿胀十分常见，绷带或石膏过紧可增加发生骨筋膜室综合征的风险。术后 24 小时拔出引流管后开始肘关节主动活动，但禁止对肘关节进行间断性的被动牵拉。抗阻锻炼需延迟至术后 4 周开始。

五、并发症

肱骨远端骨折常见并发症包括关节僵硬、骨不连和畸形愈合、感染以及尺神经麻痹。鹰嘴截骨的患者还有可能出现截骨部位的骨不连，应用尖端指向远侧的“V”形截骨可增加截骨面的接触面积以降低该并发症的发生率。骨质疏松严重的老年患者还容易出现内固定失败。

第三章

下肢损伤

髋部损伤是创伤骨科中常遇到的问题。近年来发生率有上升的趋势，其原因之一是社会人口年龄增长。

髋部骨折多发生于老年人，女性发病率高于男性，并与骨质疏松有一定的关系。由于髋部骨折后肢体活动严重受限，会继发很多并发症。有人统计髋部骨折的死亡率为15%～20%。年轻患者的髋部骨折常由高能量损伤所致。随着机动车意外的增加，年轻人中髋部骨折的发生率也不断上升。

髋部骨折根据解剖部位分为股骨头骨折、股骨颈骨折、粗隆间骨折、大粗隆骨折、小粗隆骨折及股骨粗隆下骨折。髋臼骨折由于其解剖特点，创伤机制、专门的分类及治疗方法等原因，划分为另一专题。股骨头骨折常由高能量直接暴力所致。有些同时合并髋关节脱位，损伤严重。单纯股骨大小粗隆骨折较为少见，部分由病理因素引起。在小儿单纯小粗隆骨折常由髂腰肌牵拉造成，多可行保守治疗。单纯大粗隆骨折则由直接暴力所致，骨折常常移位不大，保守治疗及保护下部分负重即可奏效。股骨颈骨折及股骨粗隆间骨折一般需要手术治疗并予内固定。二者均高发于老年人，女性多于男性。有人解释其原因在于女性骨盆较男性宽大而相对髋内翻；女性平均年龄高于男性；女性活动较少，骨质疏松发生年龄较早。股骨粗隆下骨折发生年龄有两个分布组：20～40岁及60岁以上。前者多为高能量创伤所致。

股骨颈骨折、股骨粗隆间骨折及股骨粗隆下骨折三者预后有很大差别。股骨粗隆间骨折由于骨折端宽大而且均为松质骨，血运良好，一旦获得很满意复位及固定，大多数均可愈合而且并发症很少。股骨颈骨折多属关节囊内骨折。骨折端血供少及股骨头营养血管常被损伤，故晚期股骨头缺血坏死发生率较高。股骨粗隆下骨折由于局部应力分布特点，有较高的骨折不愈合及内固定失效的发生率。

第一节　股骨颈骨折

股骨颈骨折多发生于老年人，随着社会人口年龄的增长，股骨颈骨折的发生率不断上升。年轻人中股骨颈骨折的发生主要由于高能量创伤所至，常合并有其他骨折。股骨颈骨折存在两个主要问题：①骨折不愈合；②晚期股骨头缺血坏死。因此一直是创伤骨科领域中重点研究的对象之一。

一、临床解剖

髋关节囊是由非常致密的纤维组织构成，包绕股骨头及大部分股骨颈，其前后方起自粗隆间线。股骨颈外侧约一半的部分位于关节囊外。位于关节囊内的股骨颈部分没有骨膜覆盖。因此在骨折愈合过程中，如同其他部位的关节内骨折一样，没有外骨痂生成，因而使骨内愈合。

1. 股骨头颈血供。许多学者对于股骨头颈部的血供进行了大量的研究工作。目前公认的观点是 Crock 所描述的股骨近端有三组动脉系统提供血供：①位于股骨颈基底部的关节囊外动脉环。由关节囊外动脉环发出的，走行于股骨颈表面的颈升动脉；②圆韧带动脉；③骨内动脉系统。

关节囊外动脉环后部主要由旋股内侧动脉分支构成，而前部主要由旋股外侧动脉分支构成。臀上动脉及臀下动脉也少量参与该动脉环的构成。颈升动脉起自关节囊外动脉环，在前方自粗隆间线水平穿入髋关节囊。在后方穿过关节囊环形纤维向近端走行。颈升动脉在滑膜返折处继续向近端走向股骨头颈交界处的关节软骨部分，该段动脉 Weitbrecht 称之为支持带动脉。

颈升动脉走行于股骨颈表面时随发出的许多小分支进入股骨颈。颈升动脉分为四组（前、内、后、外），外侧颈升动脉供应股骨头颈大部分血供，在股骨头颈交界处关节软骨下方，颈升动脉构成另一个动脉环——滑膜下关节囊内动脉环。该动脉环具有较大的解剖变异，可以是完整的，也可以是不全的。由滑膜下关节囊内动脉环发出的动脉支进入股骨头。高位股骨颈骨折（头下型）常损伤滑膜下关节囊内动脉环。滑膜下关节囊内动脉环发出的动脉进入股骨头后称为骺动脉。骺动脉在股骨头中有两组：①外侧骺动脉；②下方干骺动脉。Crock 认为这两组动脉都发自一个动脉环，因此均可以称为骺动脉。

圆韧带动脉来自旋股内侧动脉分支。多数学者认为圆韧带动脉功能有限。部分成年人圆韧带动脉已没有血供，而圆韧带动脉即便有血供也仅供应很少部分的股骨头及滑膜。如果骨折损伤了其他血供系统，圆韧带动脉血供远不足以供应整个股骨头。

股骨头血供主要有3个来源：①骨内动脉系统；②圆韧带动脉系统；③起自关节囊外动脉环的颈升动脉系统。其中颈升动脉系统占主要地位。一旦股骨颈发生骨折，骨内动脉系统必然损伤，股骨头血供便依靠残留的部分颈升动脉系统及尚存在血供的圆韧带动脉系统。Trueta 等人曾对各动脉系统之间的吻合情况进行了研究，认为即使存在吻合，其吻合的程度也难以营养全部股骨头。换言之，一旦主要血供系统损伤后，其他血供系统则难以代偿（图3-1）。

2. 骨骼解剖。股骨近端骨骼内的解剖结构形态与其所受到的生理应力情况完全适应。骨小梁的分布及走行与股骨近端所受到的不同应力相一致。1838年，Ward 首先研究并描述了股骨近端骨小梁的分布情况，股骨头颈部在正常生理状态下主要承受压力。一组起自股骨距，向上行至股骨头负重区的骨小梁承受大部分压力，称为主要压力骨小梁。另一组骨小梁起自股骨矩下方，向外上止于大粗隆，称为次要压力骨小梁。股骨颈上部主要承受张力，有一组骨小梁自圆韧带窝后下方经股骨颈上部行至大粗隆下方及外侧骨皮质，称为主要张力骨小梁。在大粗隆部位还有一组自上向下的大粗隆骨小梁。主要压力骨小梁、主要张力骨小梁及次要压力骨小梁之间形成一个三角区，称为“ward 三角”。该区域较为薄弱。以上几组骨小梁在股骨颈中的分布形成了一个完整的抗应力结构。Singh 根据骨小梁系统来判断骨质疏松情况，并提出了 Singh Index，对其分级定量。在临床上，患者的骨质疏松与否对于内固定物置入后的稳定程度有直接影响。因此常常需要根据 Singh Index 来选择不同的治疗方法（图3-2）。

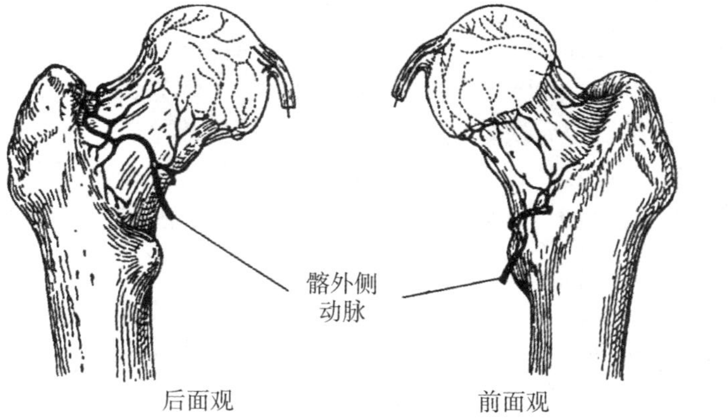

图3-1 股骨头颈血供系统

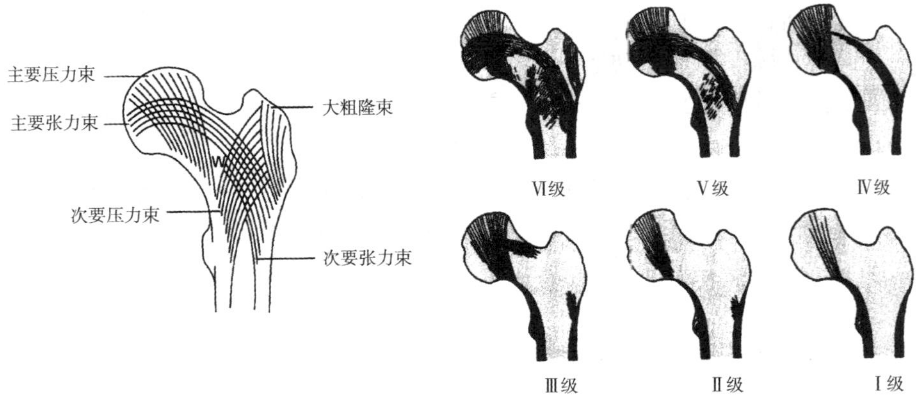

图 3-2　辛格指数（Singh Index）

二、股骨颈骨折的病因学因素

1. 骨骼质量

股骨颈骨折多发生于老年人，女性发生率高于男性。老年人多有不同程度的骨质疏松，而女性活动相对较男性少，由于生理代谢的原因骨质疏松发生较早，故即便所受暴力很小，也会发生骨折。Atkin 在 1984 年的研究结果显示，84%的股骨颈骨折的患者有不同程度的骨质疏松。Barth 等人对股骨颈骨折的患者在人工关节置换术时取下的股骨内侧皮质进行组织学观察，发现与对照组相比，骨单位明显减少，哈佛管变宽。Frangakis 研究了老年女性股骨颈骨折与骨质疏松的关系，认为在 65 岁女性中，50%的骨骼矿物质含量低于骨折临界值。在 85 岁女性中，100%的骨骼矿物质含量低于骨折临界值。目前普遍认为，尽管不是唯一的因素，但骨质疏松是引起股骨颈骨折的重要因素，甚至于有些学者认为可以将老年人股骨颈骨折视为病理骨折。骨质疏松的程度对于骨折的粉碎情况（特别是股骨颈后外侧粉碎）及内固定后的牢固与否有直接影响。

2. 创伤机制

大多数股骨颈骨折创伤较轻微，年轻人股骨颈骨折则多为严重创伤所致。Kocher 认为创伤机制可分为两种：①跌倒时大粗隆受到直接撞击；②肢体外旋。在第二种机制中，股骨头由于前关节囊及髂股韧带牵拉而相对固定，股骨头向后旋转，后侧皮质撞击髋臼而造成颈部骨折。此种情况下常发生后外侧骨皮质粉碎。年轻人中造成股骨颈骨折的暴力较大，暴力沿股骨干直接向上传导，常伴软组织损伤，骨折也常发生粉碎。

三、股骨颈骨折分型

股骨颈骨折分型很多，概括起来可分为 3 类：①骨折的解剖部位；②骨折线的方向；③骨折移位程度。

1. 解剖部位分型

许多作者曾根据骨折的解剖部位将股骨颈骨折分为 3 型：头下型、经颈型和基底型（图 3-3）。其中头下型和经颈型属于关节囊内骨折，而基底型则属于关节囊外骨折。头下型是指位于股骨颈上部的骨折；经颈型是指位于股骨颈中部的骨折；基底型是指位于股骨颈基底部与粗隆间的骨折。Klenerman、Garden 等人认为在 X 线片上由于投照角度不同，很难区分头下型与经颈型。Klenerman、Marcuson 及 Banks 均研究发现，实际上单纯的经颈型骨折极为罕见。由于经颈型骨折发生率很低，各型的 X 线表现受投照角度影响很大，目前此类分型已很少应用。

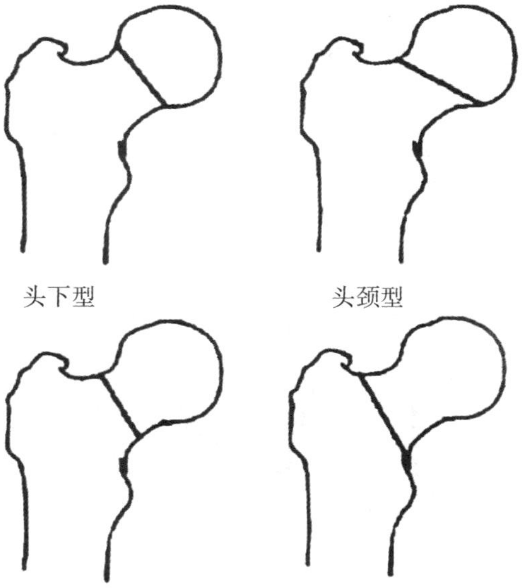

图 3-3 解剖学分型

2. 骨折线方向分型（Pauwels 分型）

1935 年，Pauwels 根据股骨颈骨折线的方向将股骨颈骨折分为 3 型（图 3-4）。Ⅰ型：骨折线与水平线夹角为 30°。Ⅱ型：骨折线与水平线夹角为 60°。Ⅲ型：骨折线与水平线夹角为 70°。Pauwels 认为，夹角度数越大，即骨折线越垂直，骨折端所受到的剪式应力越大，骨折越不稳定。不愈合率随之增加。但该分型存在两个问题：第一，投照 X 线时股骨颈与 X 线片必须平行，这在临床上难以做到。患者由于疼痛等原因，在拍 X 线片时骨盆常发生倾斜，而骨折线方向便会改变。同一股骨颈骨折，由于骨盆倾斜程度的不同，在 X 线片上可以表现出自 Pauwels Ⅰ型至 Pauwels Ⅲ型的不同结果。第二，Pauwels 分型与股骨颈骨折不愈合及股骨头缺血坏死无明显对应关系。Boyd、George、Salvatore 等人发现在 140 例 Pauwels Ⅰ型患者中不愈合率为 0%，股骨头缺血坏死率为 13%。29 例 Pauwels Ⅱ型的患者中不愈合率为 12%，股骨头缺血坏死率为 33%。在 92 例 Pauwels Ⅲ型的患者中，不愈合率仅为 8%，股骨头缺血坏死率为 30%。由于 Pauwels 分型受 X 线投照影响较大，与骨折不愈合率及股骨头缺血坏死率缺乏对应关系，目前也较少应用。

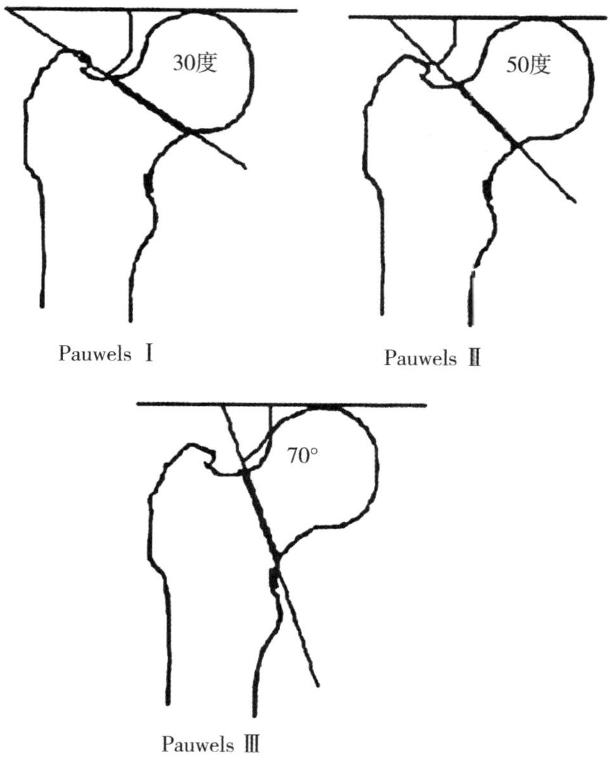

图 3-4　骨折线走向分型 Pauwels 分型

3. 骨折移位程度分型（Garden 分型）

Garden 根据骨折移位程度将股骨颈骨折分为 4 型（图 3-5）。Ⅰ型：不全骨折，股骨颈下方骨小梁部分完整，该型包括所谓“外展嵌插型”骨折。Ⅱ型：完全骨折，但无移位。Ⅲ型：完全骨折，部分移位，该型骨折 X 线片上可以看到骨折近端上移、外旋，股骨头常后倾，骨折端尚有部分接触。Ⅳ型：完全骨折，完全移位。该型骨折 X 线片上表现为骨折端完全失去接触，而股骨头与髋臼相对关系正常。

Garden 分型中自Ⅰ~Ⅳ型，股骨颈骨折严重程度递增，而不愈合率与股骨头缺血坏死率也随之增加。Garden 分型在国际上已被广泛应用。

Frandsen 等人请 8 位医生对 100 例股骨颈骨折分别进行 Garden 分型，结果发现，8 位医生分型后的相互符合率只有 22%。对于移位与否的争议占 33%。研究中发现，骨折移位程度与股骨头缺血坏死及股骨头晚期塌陷有极大的相关关系。但 Garden Ⅰ型与Ⅱ型之间，GardenⅢ型与 GardenⅣ型之间没有统计学差异。GardenⅠ、Ⅱ型与 GardenⅢ、GardenⅣ型之间有明显统计学差异。Eliasson 等人建议将股骨颈骨折简单地分为无移位型（GardenⅠ、Ⅱ型）及移位型（GardenⅢ、GardenⅣ型）。

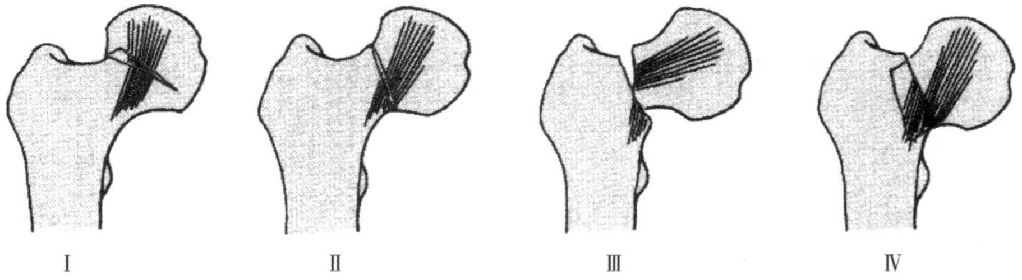

图 3-5　Garden 分型

4. AO 分型

AO 将股骨颈骨折归类为股骨近端骨折中的 B 型（图 3-6）。

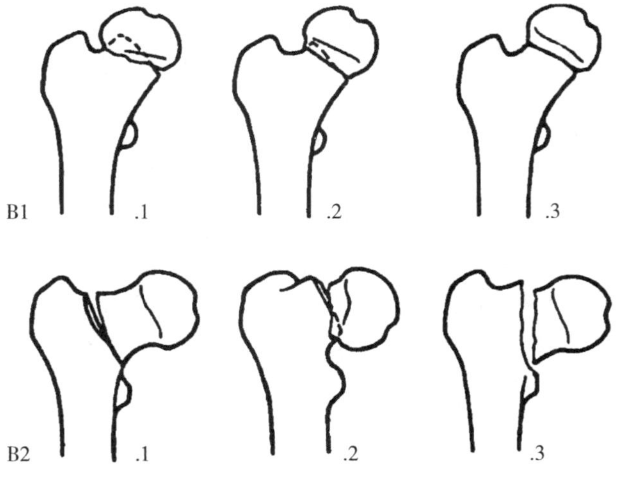

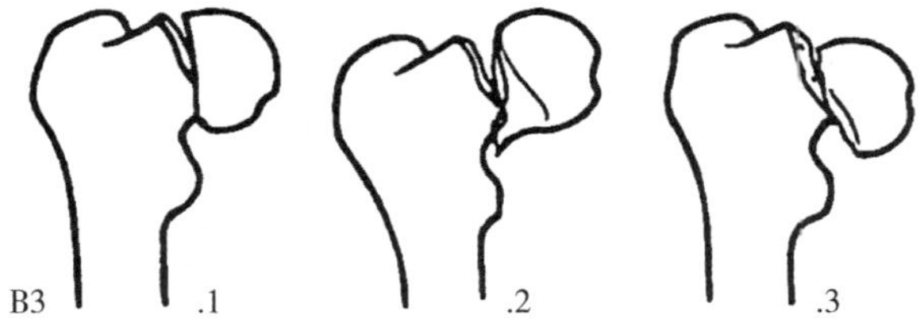

图 3-6　AO 分型

B1 型：头上型，轻度移位：①嵌插，外翻≥15°；②嵌插，外翻<15°；③无嵌插。

B2 型：经颈型：①经颈部基底；②颈中部，内收；③颈中部，剪切。

B3 型：头下型，移位：①中度移位，内收外旋；②中度移位，垂直外旋；③明显移位。

四、治疗

无移位及嵌插型股骨颈骨折（Garden Ⅰ、Ⅱ型）占所有股骨颈骨折的 15%~20%。无移位的股骨颈骨折虽然对位关系正常，但稳定性较差。嵌插型股骨颈骨折端相互嵌插，常有轻度内翻。由于骨折端嵌入骨松质中，其内在的稳定性也不可靠。Lowell 认为嵌插型股骨颈骨折只要存在内翻畸形或股骨头后倾超过 30°便失去了稳定性（图 3-7）。由于嵌插型股骨颈骨折的患者症状轻微，肢体外旋、内收、短缩等畸形不明显，骨折端具有一定的稳定性，因此，对此是采取保守治疗还是手术治疗存在争议。一些作者主张保守治疗。保守治疗具有避免手术风险，降低治疗费用等优点。主要缺点是骨折会发生再移位。其发生率各作者报道在 8%~20%之间。Roaymakers 和 Madi 报道为 15%。MacAusland、Moore、Fielding 等许多作者认为对于嵌插型股骨颈骨折应该同移位型股骨颈骨折同样行手术治疗。Bentley 应用内固定治疗嵌插型股骨颈骨折，愈合率 100%。3 年后随诊，股骨头缺血坏死率 18%，而保守治疗组缺血坏死率 14%。由此可见，手术治疗具有很高的骨折愈合率，而且并未明显增加股骨头缺血坏死率。目前认为，对于无移位或嵌插型股骨颈骨折，除非患者有明显的手术禁忌证，均应考虑手术治疗。以防止骨折再移位。并减少患者卧床时间，减少骨折并发症的发生。

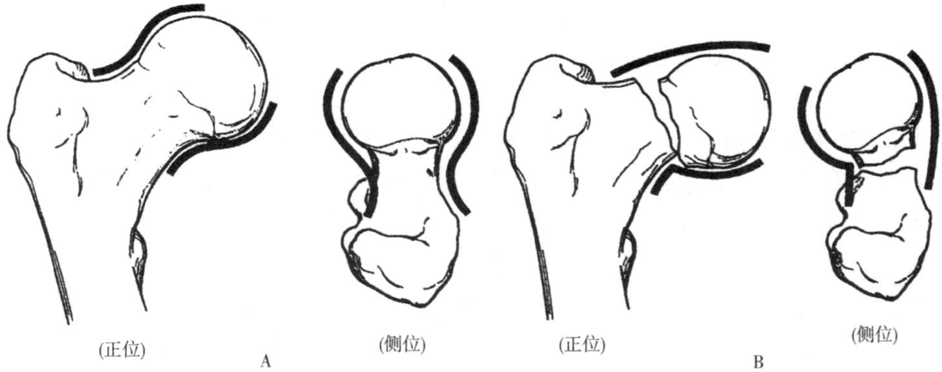

图 3-7 Lowell 曲线

移位型股骨颈骨折（Garden Ⅱ，Ⅳ型）的治疗原则：①解剖复位；②骨折端加压；③坚强内固定。

移位型股骨颈骨折如患者无手术禁忌证均应采取手术治疗。目前多数作者主张应予以急诊手术。由于股骨颈骨折的患者多为老年人，尽快手术可以大大减少骨折并发症发生及原有心肺疾病的恶化。Bredhal 发现 12 小时之内进行手术治疗的患者死亡率明显低于迟延手术对照组。另外，急诊手术尽快恢复骨折端的正常关系，对于缓解对股骨头颈血运的进一步损害有一定的益处。Masie 统计的一组患者中，12 小时之内手术者，股骨头缺血坏死率 25%，13~24 小时手术者，股骨头缺血坏死率 30%，24~48 小时手术者，股骨头缺血坏死率 40%。目前多数作者主张应在 6~12 小时急诊手术。

对于手术之前是否需要牵引争议较大。Needbof、Finsen 等人观察到术前皮牵引对于患者肢体疼痛的缓解、术中骨折复位以及手术难易程度均无影响。因此认为术前的牵引价值不大，反而增加皮肤压疮的危险及护理困难。另有些作者从恢复血供的角度上考虑，提出应予以术前牵引。Manninger 应用动脉造影研究指出，中立位或轻度内旋位肢体牵引后，股骨头血供较牵引前明显增加。Clevelard、Boswoth 也认为中立位牵引后股骨头血供改善。因此，对于移位型股骨颈骨折，首先应尽早施行手术（6~12 小时）。如由于某种原由无法急诊手术，可考虑术前皮肤或骨骼牵引，但牵引一定要保持肢体处于中立位或轻度内旋位，以避免肢体处于外旋位对于血供的继续损害。

1. 骨折复位

骨折的解剖复位是股骨颈骨折治疗的关键因素。直接影响骨折愈合及股骨头缺血坏死的发生。Moore 指出，X 线显示复位不满意者，实际上股骨颈骨折端接触面积只有 1/2。由于骨折端接触面积减少，自股骨颈基底向近端生升的骨内血管减少或生长受阻，因而降低了股骨头颈血供。

复位的方法有两种，闭合复位和切开复位。应尽可能采取闭合复位，只有在闭合复位失败，无法达到解剖复位时才考虑切开复位。

（1）闭合复位。

1）McElvenny 法：将患者置于牵引床上，对双下肢一同施行牵引；患肢外旋并加大牵引；助手将足把持住后与术者把持住膝部一同内旋；肢体内旋后将髋关节内收。McElvenny 认为解剖复位及外展复位均不稳定，主张使股骨颈骨折远端内侧骨皮质略内移，使其位于股骨头下方，以使其稳定性增加。因此提出在复位完成以后自大粗隆向内侧用力推骨折远端，至远端内移。

2）Leadbener 氏法：Leadbener 采用髋关节屈曲位复位方法：首先，屈髋90°后行轴向牵引，髋关节内旋并内收。然后轻轻将肢体置于床上，髋关节逐渐伸直。放松牵引，如肢体无外旋畸形即达到复位。

（2）复位的评价。

X 线评价：闭合复位后，应用高质量的 X 线影像对复位的满意程度进行认定。Simon 和 Wyman 曾在股骨颈骨折闭合复位之后进行不同角度 X 线拍片，发现仅正侧位 X 线片显示解剖复位并未真正达到解剖复位。Lowell 提出：股骨头的凸面与股骨颈的凹面在正常解剖情况下可以连成一条 S 形曲线，一旦在 X 线正侧位任何位置上 S 形曲线不平滑甚至相切，都提示未达到解剖复位。

Garden 提出利用“对位指数”（后被称为 Garden Index）对股骨颈骨折复位进行评价（图 3-8）。Garden Index 有两个角度数值：在正位 X 线片上，股骨颈内侧骨小梁束与股骨干内侧骨皮质延长线的夹角正常为 160°，在侧位 X 线片上股骨头中心线与股骨颈中心为一条直线，其夹角为 18°。Garden 研究了大量病例后发现，股骨颈骨折复位后，在正侧位 X 线片上 Garden Index<155°的病例组中，股骨头缺血坏死率为近 7%，而 Garden Index>180°的病例组中，股骨头缺血坏死率达 53.8%。Garden 认为，如果复位后 Garden Index 在 155°~180°即可认为复位满意。

尽管有些作者认为外展位复位可以增加骨折端的稳定性，但目前大多数作者均提出应力求达到解剖复位。只有解剖复位，才可以最大限度地获得股骨头血供重建的可能性。

（3）复位后的稳定性。股骨颈骨折复位后稳定与否很大程度上取决于股骨颈后外侧是否存在粉碎。如果后外侧粉碎则失于后外侧有效的骨性支撑，随后常发生复位失败以至骨折不愈合。Banks 发现在股骨颈骨折术后骨折不愈合的患者中有 60%原始骨折有后外侧粉碎。Scheck 等人认为即使内固定物置放位置正确也无法抵消股骨颈后外侧骨缺损造成的不稳定。因此，有人主张，对于伴有后外侧粉碎的股骨颈骨折，可考虑一期植骨。

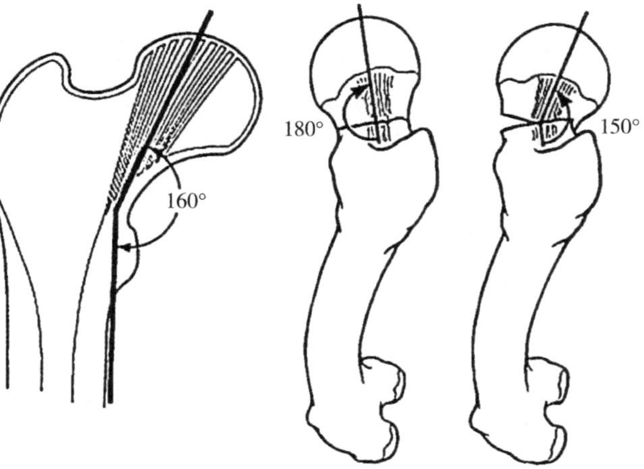

图 3-8 对位指数 Garden Index

(4) 切开复位。一旦闭合复位失败，应该考虑切开复位，即直视下解剖复位。以往认为切开复位会进一步损害股骨头颈血供。近年来，许多作者都证实切开复位对血供影响不大。Banks 的结论甚至认为切开复位后不愈合率及股骨头缺血坏死率均有下降。其理由是，首先切开复位时关节囊切口很小，而解剖复位对血供恢复起到了良好的作用。切开复位可采用前侧切口或前外侧切口(Watson-Jones 切口)。有人提出，如存在股骨颈后外侧粉碎，则应选择后方切口以便同时植骨。但大多数作者认为后方切口有可能损害股骨颈后外侧残留的血供，故应尽量避免。

2. 内固定

应用于股骨颈骨折治疗的内固定物种类很多。合格的内固定原则是坚强固定和骨折端加压。应再次强调，解剖复位在治疗中至关重要，因为不论何种内固定材料都无法补偿不良复位所产生的问题。各种内固定材料均有自身的特点和不足。医生应该对其技术问题及适应证非常熟悉以便选择应用。

三翼钉作为治疗股骨颈骨折的代表性内固定物曾被应用多年，由于其本身存在许多问题而无法满足内固定原则的要求，在国际上早已废用。目前经常应用的内固定材料可分为多针、螺钉、钩钉、滑动螺钉加侧方钢板等。

(1) 多针：多针固定股骨颈骨折为许多作者所提倡。多针的种类很多：主要有 Knowles、MooreNeufeld 等。多针固定的优点主要是可在局部麻醉下经皮操作，从而减少出血、手术死亡及感染的危险。其缺点：①固定强度不足；②在老年骨质疏松的患者中，有在股骨粗隆下进针点处造成骨折的报道；③存在固定针穿出股骨头的可能。多针固定时如进针过深，此针道应该废弃，否则如再次经此针道穿针，容易穿出股骨头。

多针固定时，每根针应相互平行，许多作者的试验结果证明，多针平行打入股骨颈（不论何种形式排布：三角形、四边形等）可有效地防止骨折端旋转，并且增加骨折端的稳定性。Moore 发现多针集中排布，股骨颈骨折不愈合率增加。

Swiontkowski、Hansen 及 Holmer 等人的试验均显示 3 根针固定后的强度与 4 根针固定没有差别，因此提出 3 根针平行排列固定足以获得良好的稳定性。而针数目增加，只会增加固定针穿出股骨头的危险。多针固定总的牢固强度较弱，因此主要适用于年轻患者中无移位的股骨颈骨折（Garden Ⅰ、Ⅱ型）。

（2）钩钉：Stromgqvist 及 Hansen 等人设计了一种钩钉治疗股骨颈骨折，该钉插入预先钻孔的孔道后在其顶端伸出一个小钩，可以有效地防止钉杆穿出股骨头及向外退出，手术操作简便，损伤小，Stromqvist 认为可降低股骨头缺血的坏死率。

（3）加压螺钉：多根加压螺钉固定股骨颈骨折是目前主要提倡的方法，其中常用的有 AO 中空加压螺钉、Asnis 钉等。中空加压螺钉的优点有：骨折端可获得良好的加压力；三枚螺钉固定具有很高的强度及抗扭转能力；手术操作简便，手术创伤小等。由于骨折端获得加压及坚强固定，骨折愈合率提高。Rehnberg、Asnis 报道中空加压螺钉治疗股骨颈骨折骨折愈合率分别为 100% 和 96%。北京积水潭医院对于 212 例应用 AO 中空加压螺钉治疗股骨颈骨折患者进行了回顾性研究，骨折愈合率为 95.8%。术后患者可以早期活动肢体，有效地防止骨折并发症发生。但对于严重的粉碎骨折，单纯螺钉固定的支持作用较差，有继发骨折移位及髋内翻的可能。

（4）滑动螺钉加侧方钢板：滑动螺钉加侧方钢板主要有 AO 的 DHS 及 Richards 钉，其特点是对于股骨颈后外侧粉碎，骨折端缺乏复位后骨性支持者提供可靠的支持。其头钉可沿套管滑动，对于骨折端产生加压作用，许多作者指出，单独应用时抗扭转能力较差，因此建议在头钉的上方再拧入一颗加压螺钉以防止旋转。

（5）内固定物在股骨头中的位置：对于内固定物在股骨头中的合理位置存在较大的争议。Cleceland、Bailey、McElvenny 等人均主张在正侧位 X 线片上，内固定物都应位于股骨头中心。任何偏心位置的固定在打入时有可能造成股骨头旋转。另外股骨头中心为关节下致密的骨质较多，有利于稳定固定。Fielding、Pugh、Hunfer 等人则主张内固定物在 X 线片正位上偏下，侧位上略偏后置放。主要是为了避免髋关节内收，外旋时内固定物切割股骨头。Lindequist 等人认为远端内固定物应尽量靠近股骨颈内侧，以利用致密的股骨距来增加其稳定性。尽管存在争议，目前一致的看法是由于血供的原因，内固定物不应置于股骨头上方。关于内固定物进入股骨头的深度，目前一致认为应距离股骨头关节面至少 5mm 为宜。

五、人工关节置换术

1940 年，Moore 与 Bohlman 首先应用金属人工假体置换术治疗股骨近端骨肿瘤。随后人工关节技术不断发展。在对于新鲜股骨颈骨折治疗方面，人工关节置换术曾被广泛应用于老年人移位型骨折。应用人工关节置换术治疗老年人股骨颈骨折主要基于两点考虑：①术后患者可以尽快肢体活动及部分负重，以利于迅速恢复功能，防止骨折并发症，特别是全身并发症的发生，使老年人股骨颈骨折的死亡率降低。这一点曾被认为是应用人工关节置换术的主要理由。近年来，内固定材料及技术不断发展提高。当代的内固定材料完全可以满足上述要求。因此，人工关节置换术的这一优点便不再突出。②人工关节置换术对于股骨颈骨折后骨折不愈合及晚期股骨头缺血坏死是一次性治疗。关于这一点有许多不同意见。首先，目前无论采用何种技术方法，对于新鲜骨折不愈合及晚期股骨头缺血坏死都无法预测。其次，应用当代内固定材料后，多数作者报道股骨颈骨折不愈合率低于 5%。

另外晚期股骨头缺血坏死的患者中只有不到 50% 因症状而需进一步治疗。总体而论，股骨颈骨折的患者内固定治疗之后，如骨折愈合而未发生股骨头缺血坏死者，其关节功能评分大大高于人工关节置换者。同时，人工关节置换有其本身的缺点：①手术创伤大，出血量大，软组织破坏广泛；②存在假体松动等危险而补救措施十分复杂。因此，目前的趋势是对于新鲜股骨颈骨折，首先应争取内固定。对于人工关节置换术的应用，不是简单根据年龄及移位程度来定，而是制定了明确的适应证的标准。Thomas. A. Russell 在凯氏手术学中对于人工关节置换应用于新鲜股骨颈骨折的治疗提供了相对适应证和绝对适应证。国际上对此予以承认。

相对适应证：

1. 患者生理年龄在 65 岁以上。由于其他病患，预期寿命不超过 10~15 年。

2. 髋关节骨折脱位，主要是指髋关节脱位合并股骨头骨折。特别是股骨头严重粉碎骨折者。

3. 股骨近端严重骨质疏松。难以对骨折端牢固固定。这一点十分相对。因为严重疏松的骨质不但难以支撑内固定物，同样也难以支撑人工假体。如应用人工假体，常需同时应用骨水泥。

4. 预期无法离床行走的患者。其目的主要是缓解疼痛并有助于护理。

绝对适应证：

1. 无法满意复位及牢固固定的骨折。

2. 股骨颈骨折内固定术后数周内固定物失用。

3. 髋关节原有疾患已适应人工关节置换。如原来已有股骨头无菌坏死、类风湿、先天性髋脱位、髋关节骨性关节炎等，并曾被建议行人工关节置换。

4. 恶性肿瘤。

5. 陈旧性股骨颈骨折，特别是已明确发生股骨头坏死塌陷者。

6. 失控性发作的疾病患者。如癫痫、帕金森病等。

7. 股骨颈骨折合并髋关节完全脱位。

8. 估计无法耐受再次手术的患者。

9. 患有精神疾患无法配合的患者。

总之，对于绝大多数新鲜股骨颈骨折，首先考虑解剖复位，坚强内固定。人工关节置换术则应根据患者的具体情况，按照其适应证慎重选用。

六、陈旧性股骨颈骨折及股骨颈骨折不愈合

对于陈旧性股骨颈骨折在诊断时间上分歧很大。King 认为股骨颈骨折由于任何原因而未经治疗超过 3 周即可诊断为“陈旧性骨折”或“骨折不愈合”。Reich 认为诊断陈旧性股骨颈骨折的时间标准应为伤后 6 周。Delee 将诊断时间定为 3 个月。究竟股骨颈骨折未经诊治多长时间后仍可行内固定抑或人工关节置换术尚无定论。一般认为，可将陈旧性股骨颈骨折分为两类：①根据适应证可行人工关节置换术者；②不需或无法行人工关节置换术者。对于后者，根据不同情况，可考虑闭合式切开复位、坚强内固定。由于陈旧性股骨颈骨折不愈合率较高，常需在切开复位的同时行植骨术。常用的有肌骨瓣植骨、游离腓骨植骨等。Meyer 报道其一组 30 例陈旧性股骨颈骨折病例（30~90 天）采取内固定加肌瓣植骨方法治疗，骨折愈合率为 72%。Nagi 报道一组 16 例 6~62 周陈旧性股骨颈骨折的病例，应用螺钉固定加腓骨移植，愈合率达 100%。目前认为，植骨术对于骨折愈合有肯定的作用，但对于股骨头缺血坏死及晚期塌陷则无影响。截骨术曾被用来治疗股骨颈骨折不愈合，但由于截骨术后肢体短缩，股骨头与髋臼正常生理关系改变，晚期并发症较多，目前很少提倡应用。

股骨颈骨折不愈合在无移位型骨折中很少发生。在移位型股骨颈骨折中的发生率曾普遍被认为 20%~30%。近年来，由于内固定材料的改进及手术技术的改进，骨折愈合率大为提高。目前多数文献报道股骨颈骨折术后愈合率为 85%~95%。关于不愈合的诊断标准多数作者认为 6~12 个月仍不愈合者即可诊断。影响骨折愈合的因素有：骨折复位质量，固定牢固程度，骨折粉碎情况等。

Cleveland 的研究证明，骨折复位、固定与骨折愈合有明确的相关关系。Banks 的一组病例中股骨颈后外侧皮质粉碎者不愈合率为 60%。另外患者年龄，骨质疏松等因素也对愈合有一定影响。Phemister 认为尽管存在不愈合，但股骨头形态及关节间隙会在很长时间内保持完好。一旦经过治疗骨折愈合，关节功能可以恢复。在治疗方面应注意以下 3 点：股骨头血供，股骨颈长度，骨质疏松情况。在治疗方面也可分为人工关节置换和保留股骨头两类。如股骨头完整，股骨颈长度缺损不大，颈干角基本正常可行单纯植骨。股骨头外形正常，股骨颈有一定短缩合并髋内翻者可酌情考虑截骨术，植骨术或二者结合应用。对于股骨头血供丧失，股骨头变形，股骨颈严重缺损，骨质疏松难以固定的患者则应选择人工关节置换术。

七、年轻人股骨颈骨折

年轻人中股骨颈骨折发生率较低。由于年轻人（20~40 岁）骨骼最为致密，造成骨折的暴力必然很大，因此损伤更为严重。有人认为，年轻人股骨颈骨折与老年人股骨颈骨折应区分开来，而作为一个专门的问题来研究。Bray、Templeman、Swiont-kowski 等人甚至认为年轻人股骨颈骨折不适用于 Garden 分型或 Pauwels 分型。

年轻人股骨颈骨折有以下特点：①骨髋密度正常；②创伤机制多为高能量暴力；③骨折不愈合率及股骨头缺血坏死率均高于老年人股骨颈骨折；④股骨头缺血坏死改变后多伴有明显症状；⑤人工关节置换术效果不佳。

年轻人股骨颈骨折后骨折不愈合率及股骨颈缺血坏死率各作者报道不同，分别为 25%（Kuslich）至 62%（Protzman 和 Burkhalter）及 45%（Kuslich）至 90%（Protzman 和 Burkhalter），多数人认为愈合后较差的原因在于创伤暴力较大、损伤严重、难以解剖复位及坚强固定。

Cave 指出，对于所有股骨颈骨折均应解剖复位，在年轻人股骨颈骨折中解剖复位尤为重要，一旦闭合复位难以奏效，应积极采取切开复位。

由于较高的股骨头缺血坏死发生率，许多人认为应尽早（6~12 小时）实施手术。常规在术中切开前关节囊进行关节内减压。Swiontkowski 等人治疗了 27 例 12~49 岁的股骨颈骨折的患者，均可在手术达到解剖复位。以 AO 6.5mm 螺钉坚强固定，均行前关节囊切开，所有患者手术时间均在伤后 8 小时之内。结果显示，无骨折不愈合病例，缺血坏死率只有 20%，他们建议 12~24 个月去除内固定物。

目前多数作者认为 Bray 及 Templeman 所提出的原则是成功治疗年轻人股骨颈骨折的关键：①急诊手术（伤后 12 小时之内）；②一定要解剖复位，必要时切开复位；③多枚螺钉坚强固定。有人补充提出前关节囊切开减压的必要。

八、股骨头缺血坏死

股骨颈骨折后股骨头缺血坏死的发生率不同，作者报道差异很大。其差异的原因可能在于各组病例骨折移位程度不同。

移位型股骨颈骨折发生后，股骨头便可以被认为已部分或全部失去血供。Phemister、Cano 等人认为，血供的重建主要靠残留血供的爬行替代。血供重建主要有 3 个来源：①圆韧带动脉供血区域与其他部分的吻合。②骨折端骨内血管的生长。这一过程较为缓慢，骨折端的移位及纤维组织生成都将阻碍骨内血管的生长。因此，良好的骨折复位，牢固的固定极为重要。③股骨头未被关节软骨覆盖部分血管的长入。

关节囊内股骨颈骨折发生后，关节囊内的出血及凝血块将增加关节囊内的压力，产生所谓“填塞效应”（temponade effect）。许多作者认为填塞效应对于股骨头的血供有一定影响，甚至是股骨头晚期塌陷的原因之一。实验表明，当关节囊内压力大于舒张压时，股骨头内血流明显减慢，甚至可造成骨细胞坏死。因此，很多作者主张在内固定手术时应行关节内穿刺或关节囊部分切除，以减小关节囊内压力，对降低股骨头坏死的发生率有一定作用。

骨折端的复位情况对于股骨头血供有很大影响，骨折端复位不良、股骨头旋转及内外翻都将使圆韧带动脉及其他残留的动脉扭曲，从而影响股骨头血供。Garden 指出，任何不良复位都会使股骨头缺血坏死及晚期股骨头塌陷的发生率增加。

内固定物也是股骨头血循的影响因素之一。Linton、Stromqvist 等人均指出，内固定物的体积增大对股骨头的血循是有害的。另外内固定物的位置也对股骨头的血供产生影响。许多作者认为，内固定物置于股骨头外上方时将会损伤外侧骺动脉（股骨头主要血供动脉）。因此，应避免将内固定物置于股骨头上方。内固定物（如三翼钉）会使骨折端产生一定分离，同时反复地捶击振动，会造成不同程度的骨损伤。目前认为，应选择对股骨头颈损伤较小的内固定物置入。

在此应明确一个概念：股骨颈骨折后股骨头的缺血改变或股骨头缺血坏死与晚期股骨头塌陷是不同的两种病理变化。股骨头缺血坏死是指在股骨颈骨折的早期，继发于骨折、复位及固定之后股骨头发生的缺血改变。实际上，骨折一旦发生，股骨头血循即部分或全部受到破坏。而晚期股骨头塌陷是在股骨颈骨折愈合之后，股骨头血循重建过程中，关节软骨下骨在尚未修复的坏死区域发生骨折，从而造成股骨头的变形。股骨颈骨折后股骨头血供均不可避免发生缺血改变，而由于不同的损伤程度，不同的治疗方法等因素使得血供重建的时间与范围不同。部分患者股骨头血供未获得重建，而股骨头受到应力作用而发生软骨下骨骨折，即造成股骨头晚期塌陷。股骨头晚期塌陷的发生率低于股骨头缺血坏死率。

综上所述，股骨颈骨折后股骨头是否成活取决于两个因素：①残留的血供系统是否足够营养股骨头；②能否在股骨头晚期塌陷之前重建股骨头血供。对于新鲜股骨颈骨折的治疗原则是解剖复位、骨折端加压、坚强固定，以保护残留血运及血运重建过程。

股骨颈骨折后继发的股骨头缺血坏死尚无单独的诊断标准。目前仍然普遍借用股骨头无菌性坏死的 Ficat-Arlet 分期：Ⅰ期股骨头正常；Ⅱ期股骨头内出现骨硬化及囊变；Ⅲ期股骨头软骨下塌陷；Ⅳ期关节间隙窄、关节塌陷及骨性关节炎。Ficat-Arlet 分期系统是基于 X 线的诊断系统。X 线诊断的优点有：一是应用普及，二是价格低廉。其缺点是无法早期发现病变及无法对于病变的位置和范围进行描述。

近年来，由于磁共振技术的广泛应用，逐渐磁共振是目前唯一可以早期诊断股骨头缺血坏死并了解其病变范围和位置的方法。其中具有代表性的是宾夕法尼亚大学系统，它是依据磁共振影像对股骨头缺血坏死进行分期的系统。

0 期：正常 X 线、骨扫描及 MRI

Ⅰ期：X 线（-），骨扫描（+）或 MRI（+）

A 轻度<15%（波及股骨头）

B 中度 15%~30%

C 重度>30%

Ⅱ期：股骨头出现透亮区、硬化区

A 轻度<15%股骨头

B 中度 15%~30%

C 重度<30%

Ⅲ期：软骨下塌陷（新月征），未变扁平

A 轻度<15%关节面

B 中度 15%~30%

C 重度>30%

Ⅳ期：股骨头变扁平

A 轻度<15%关节面和<2mm 的下陷

B 中度 15%~30%关节面或 2~4mm 凹陷

C 重度>30%关节面或>4mm 凹陷

Ⅴ期：关节间隙变窄和（或）髋臼病变

A 轻度

B 中度

C 重度

Ⅵ期：进行性退行性变

股骨颈骨折后股骨头缺血坏死在伤后 1 年即可出现（X 线诊断），2~3 年出现率最高，5 年后明显下降。其早期临床表现：①疼痛；②跛行；③髋关节内旋外展受限。因此，股骨颈骨折治疗后，应该至少随访 5 年，同时要重视临床检查。

股骨头缺血坏死的治疗要根据患者的症状，体征及放射学表现而综合考虑。在临床工作中经常可以见到有些患者虽然 X 线表现很重，但症状轻微，体征并不明显。此时应以保守治疗为主。手术治疗方法很多。大致可分为两类：保留股骨头手术和人工关节置换术。保留股骨头手术主要有髓芯减压术和植骨术。主要应用于 Ficat-ArletⅠ、Ⅱ期。其效果并不肯定。国际文献报道有效率 10%~47%。人工关节置换术应用于 Ficat-ArletⅢ、Ⅳ期。可根据患者的不同情况选择半髋或全髋置换。一般情况下，全髋置换术效果优于半髋置换。半髋置换术由于手术创伤较小而主要应用于高龄患者。

另外，在欧美有些医生采用一种介于保留股骨头和人工关节置换之间的手术——股骨头表面置换。主要应用于年轻患者。股骨头表面置换来源于双杯置换术。其优点在于：①保留股骨头；②保留股骨近端髓腔；③更加符合生物力学；④延缓人工股骨头置换时间。

1948 年，Smith-Peterson 发明双杯置换术。Charnley 对其进行了改进。传统的双杯置换术经过临床应用证明效果很差。由于当时假体的材料均为聚乙烯，聚乙烯及骨水泥的磨削是引起假体松动的主要原因。Muller 首次应用金属材料双杯假体。Amstutz 总结了应用股骨头表面置换术治疗的 322 例股骨头缺血坏死患者，共 586 个髋。其优良率：91%（5 年），66%（10 年），43%（15 年）。手术适应证选择非常严格。均为年轻患者，估计需要 2 次人工关节置换者。

股骨头表面置换在国内尚未见报道。对于年轻股骨头缺血坏死的患者可以作为一种治疗选择。

第二节　股骨粗隆间骨折

一、发生学

随着社会人口老龄化，髋部骨折的发生率不断增高。美国目前每年髋部骨折发生率高达 25 万人。专家预测到 2040 年该数字将达到 50 万人。90%的髋部骨折发生于65岁以上的老年人。其中3/4发生于女性。Griffin和Boyd对300例股骨粗隆间骨折病例的研究显示：伤后3个月内的患者病死率为16.7%，大约是股骨颈骨折患者病死率的2倍。如此高的病死率有以下原因：患者年龄较大；造成骨折的创伤较重；骨折后失血量大；治疗手术相对较大。由此可见，股骨粗隆间骨折是较为严重的骨折。

美国、英国和北欧的调查结果显示，在骨密度低于0.6g/cm^{2}的女性中，髋部骨折发生率达16.6%。Zain-Elabdien等人的研究表明年龄与髋部骨折的发生率以及骨折不稳定及粉碎程度具有明显的相关关系。目前对于骨质疏松诊断的主要方法有X线，双光子骨密度仪，定量CT等。其中双光子骨密度仪应用较为普遍。文良元等通过对742例老年髋部骨折患者骨密度测定的研究指出，男性测定的敏感部位在ward三角区，而女性则在大粗隆。骨密度降低与髋部骨折相关阈值男性为2.5秒，女性为4.5秒。

二、创伤机制

多数患者的股骨粗隆间骨折为跌倒所致，并主述粗隆部受到直接撞击。由于患者多为老年人。其跌倒的原因与其原有疾病所引起的步态异常有关。如心脑疾病，视力听觉障碍，骨关节疾病等。此类患者中合并其他部位骨折的发生率为7%~15%。常见有腕部，脊柱，肱骨近端及肋骨骨折。

高能量所致的股骨粗隆间骨折较为少见。多为机动车伤和高处坠落伤。其骨折类型多为逆粗隆间骨折或粗隆下骨折。Barquet发现在此类患者中合并同侧股骨干骨折的发生率为15%。如不注意则容易漏诊。

三、放射学诊断

标准的正侧位X线片对于正确诊断尤为重要。正位X线片应包括双侧髋关节。对于患侧应施以轻度内旋牵引，以消除患肢外旋所造成的重叠影像。从而对于骨折线方向，小粗隆是否累及，骨折粉碎和移位的程度做出正确判断。标准侧位X线片可以显示后侧骨折块及其移位程度。健侧X线片可以帮助医生了解正常的股骨颈干角及骨质疏松情况，以便正确选择治疗方法。多数情况下普通X线足以诊断。极个别患者由于骨折无移位而X线显示阴性，但主述髋部疼痛并体检高度怀疑时需行CT或MIR检查。

四、分型

股骨粗隆间骨折的分型很多，目前公认并得以应用的有以下10种：

Evans'classification

Boyd and Griffin's classification

Ramadier's classification

Decoulx &Lavarde's classification

Endefs classification

Tronzo's classification

Jensen's classification

Deburge's classification

Briot's classification

AO classification

所有分型可归为两类：①解剖学描述（Evans；Ramadier；Decoulx and Lavarde）；②提示预后（Tronzo；Ender；Jensen's modification of the Evans grading；Muller et al.）。任何骨折分型必须应用简便并能指导治疗，同时提示预后才能具有临床意义。就股骨粗隆间骨折分型而言，能够对于骨折的稳定性及复位，固定之后骨折部位能否耐受生理应力作出判断尤为重要。Evans 分型，Jensen 型，Boyd and Griffin 分型，Tronzo 分型和 AO 分型为大家熟知并得以广泛应用。

1. Boyd-Griffin 分型

Boyd 和 Griffin 将股骨粗隆周围的所有骨折分为 4 型，其范围包括股骨颈关节囊外部分至小粗隆远端 5cm（图 3-9）。

Ⅰ型：骨折线自大粗隆沿粗隆间线至小粗隆。此型复位简单并容易维持。

Ⅱ型：粉碎骨折。主要骨折线位于粗隆间线，但骨皮质多发骨折。此型复位困难，因为骨折粉碎并存在冠状面骨折。

Ⅲ型：此型基本上可以认为是粗隆下骨折。骨折线自股骨干近端延至小粗隆，可伴不同程度粉碎。

此型骨折往往更难复位。

Ⅳ型：骨折自粗隆部至股骨近端，至少有两个平面的骨折。

Evans 分型根据骨折线方向，大小粗隆是否累及和骨折是否移位而将股骨粗隆间骨折分为 6 型。其中 1、2 型为稳定型。其余均为不稳定型。Evan 的结论基于保守治疗的结果。

Jensen 对于 Evans 分型进行了改进。基于大小粗隆是否受累及复位后骨折是否稳定而分为 5 型。其研究发现ⅠA（2 部分骨折无移位），ⅠB（2 部分骨折有移位）94%骨折复位后稳定。ⅡA（3 部分骨折，大粗隆骨折）33%骨折复位后稳定。ⅡB（3 部分骨折，小粗隆骨折）21%骨折复位后稳定。Ⅲ（4 部分骨折，大粗隆骨折，小粗隆骨折）8%骨折复位后稳定。Jensen 指出大小粗隆的粉碎程度与复位后骨折的稳定性成反比。

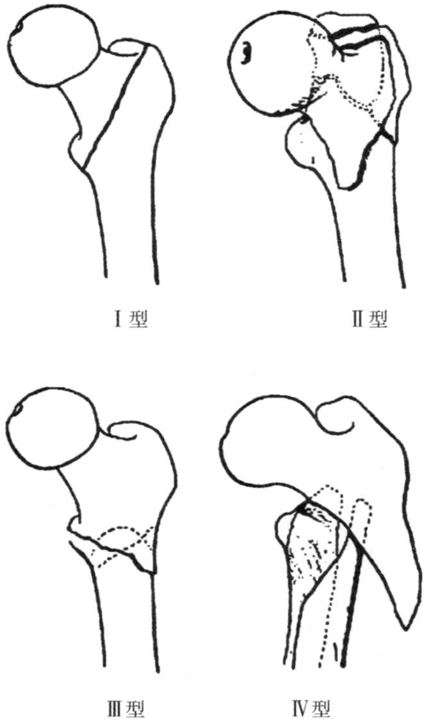

图 3-9 Boyd-Griffin 分型

2. 改良 Evan's 分型

Ⅰ型：无移位顺粗隆骨折。

Ⅱ型：移位型顺粗隆骨折。

Ⅲ型：移位型顺粗隆骨折合并大粗隆骨折。

Ⅳ型：移位型顺粗隆骨折合并小粗隆骨折。

Ⅴ型：移位型顺粗隆骨折合并大、小粗隆骨折。

Ⅵ型：反粗隆骨折。

AO 将股骨粗隆间骨折纳入其整体骨折分型系统中，归为 A 类骨折。A1 为简单骨折。A2 为粉碎骨折。A3 为粗隆下骨折。每型中根据骨折形态又分为 3 个亚型。AO 分型便于进行统计学分析。既对于股骨粗隆间骨折具有形态学描述，又可对于预后做出判断。同时在内固定物的选择方面也可提出建议。

3. AO 分型

AO 将股骨粗隆间骨折划分至股骨近端骨折 A 型。

A1：股骨粗隆部简单骨折

Ⅰ. 沿粗隆间线骨折。

Ⅱ. 骨折线通过大粗隆。

Ⅲ. 骨折线向下至小粗隆。

A2：股骨粗隆部粉碎骨折

Ⅰ. 有一块内侧骨块。

Ⅱ. 有数块内侧骨块。

Ⅲ. 骨折线向下至小粗隆远端 1cm。

A3：股骨粗隆中部骨折

Ⅰ. 简单骨折，斜形。

Ⅱ. 简单骨折，横形。

Ⅲ. 粉碎骨折。

无论选择哪种分型，在术前对于骨折的稳定性做出判断十分重要。股骨粗隆间骨折稳定与否取决于两个因素：①内侧弓的完整性（小粗隆是否累及）；②后侧皮质的粉碎程度（大粗隆粉碎程度）。另外，逆粗隆间骨折非常不稳定。小粗隆骨折使内侧弓骨皮质缺损而失去力学支持，造成髋内翻。大粗隆骨折则进一步加重矢状面不稳定。其结果造成股骨头后倾。逆粗隆间骨折常发生骨折远端向内侧移位，如复位不良则会造成内固定在股骨头中切割。骨折的不稳定是内固定失用（弯曲，断裂，切割）的因素之一。

五、治疗

股骨粗隆间骨折多见于老年人，保守治疗所带来的肢体制动和长期卧床使骨折并发症的发生难以避免。牵引治疗无法使骨折获得良好复位，骨折常常愈合于短缩、髋内翻的畸形状态，从而造成患者步态异常。因此，手术治疗，牢固固定是股骨粗隆间骨折的基本治疗原则。

1. 保守治疗

只在某些情况下考虑应用。对于长期卧床肢体无法活动的患者，患有全身感染疾患的患者，手术切口部位皮肤损伤的患者，严重内科疾患无法耐受手术的患者，保守治疗更为安全。保守治疗根据患者治疗后有无可能下地行走可以归为两类方法。对于根本无法行走的患者无须牵引或短期皮牵引。止痛对症治疗。积极护理防止皮肤压疮。鼓励尽早坐起。对于有希望下地行走的患者，骨牵引 8~12 周。力求骨折复位。定期拍 X 线片，对复位和牵引重量酌情进行调整。去除牵引后尽快嘱患者功能练习及部分负重。骨折愈合满意后可行完全负重。

2. 手术治疗

目的是使骨折得以良好复位，牢固固定，以允许患者术后早期肢体活动及部分负重。从而尽快恢复功能。

骨折能否获得牢固固定取决于以下因素：①骨骼质量；②骨折类型；③骨折复位质量；④内固定物的设计；⑤内固定物在骨骼中的置放位置。

3. 手术时机

Kenrora 等人的研究显示，24 小时内急诊手术患者病死率明显增加。Sexsen、White 等人指出，24 小时后立即手术病死率有所增加。目前多数作者认为伤后 72 小时手术较为安全。在最初 12～24 小时应该对患者进行全面检查，对于异常情况予以纠正。其中包括血容量的补充，吸氧及原有疾患的相关药物治疗。与此同时，进行充分的术前计划和麻醉准备。

骨折复位：骨折的良好复位是下一步治疗的关键。如果复位不佳，不论选择哪种内固定材料都难以获得满意的固定。

对于稳定型骨折，通过轴向牵引、轻度外展内旋即可获得解剖复位。由于骨折端扣锁后完整的内侧弓可以提供稳定的力学支持，任何内固定物置入后均可得到牢固固定。

对于不稳定型骨折，难以达到完全解剖复位。强行将大、小粗隆解剖复位会使手术创伤增加。另外，术后的解剖复位往往不易维持。Rao、Banzon 等人的一组 162 例不稳定型股骨粗隆间骨折均行解剖复位，滑动髋螺钉固定的患者随访显示，98%的病例发生继发移位。目前多数作者主张对于不稳定型骨折恢复股骨颈干的解剖关系即可，而无须追求解剖复位。

近年来治疗股骨粗隆间骨折的内固定材料不断发展更新，其中常用的标准内固定物可分为两类：①滑动加压螺钉加侧方钢板，如 Richards 钉板，DHS（图 3-10）；②髓内固定，如 Ender 针，带锁髓内针，Gamma 钉等。

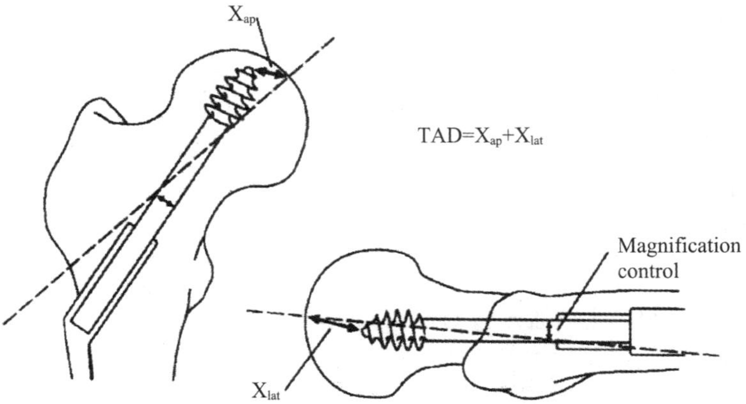

图 3-10　DHS

（1）滑动加压螺钉加侧方钢板固定。

20世纪70年代，滑动加压螺钉加侧方钢板应用于股骨粗隆间骨折的治疗。其基本原理是将加压螺钉插入股骨头颈部以固定骨折近端，在其尾部套入一侧方钢板以固定骨折远端。Sanstegard等人对Richards钉板固定的研究表明，骨折固定后，大部分负荷由Richards钉板承担，而骨折部位所承受负荷很小。另外，加压螺钉穿出股骨头、加压螺钉切割股骨头等情况极少发生。Gudler等人对不稳定型股骨粗隆间骨折应用Enders针及加压螺钉加侧方钢板固定后的效果进行比较研究，发现后者的固定强度较前者高5倍。由于滑动加压螺钉加侧方钢板系统固定后承受大部分负荷直至骨折愈合；固定后股骨颈干角自然恢复、骨折端特别是骨距部分可产生加压力、目前已成为股骨粗隆间骨折的常用标准固定方法。

滑动加压螺钉加侧方钢板根据加压螺钉与加侧方钢板之间的角度不同，分为低位（130°、135°、140°）和高位（145°、150°）。低位钉板应用于大多数股骨粗隆间骨折，特别是稳定型骨折。术前应根据健侧X线片确定正常颈干角后选择相应角度的钉板。由于钉板置入后骨折端可沿加压螺钉滑动而产生动力加压，如钉板角度与解剖复位后的颈干角不一致，加压螺钉则会对骨折端滑动产生阻力而减弱动力加压作用。某种情况下需行外展截骨以增加骨折端稳定性，此时应用高位钉板。

关于头钉置放的合理位置存在争议。Baum-gaertner认为头钉置放于股骨头颈中心最为牢固，不易发生头钉切割，并提出TAD值的概念。TAD（Tip Apex Distance）值是指正常解剖状态下股骨头颈中轴线在正侧位与股骨头关节面交点与头钉顶点的距离之和。Baum-gaertner和Solberg的研究发现，在118例滑动加压螺钉加侧方钢板固定的股骨粗隆间骨折中，TAD值<20mm组无一例发生切割。而TAD值>50mm组中，切割率高达60%。

有人主张头钉的位置位于股骨头颈中下1/3（正位），偏后（侧位）。股骨头中下1/3偏后部位骨质较密，头钉置入后不易发生切割。Hartog等人的尸体标本实验结果认为，偏心位固定抗旋转力较差。主张以中心位固定为佳。

内上方固定应该避免。其原因：①股骨头内上方骨质薄弱，内固定难以牢固，切割发生率较高；②外侧骺动脉位于股骨头上方偏后，该动脉供应股骨头大部分血供，头钉内上方置放极易损伤外侧骺动脉而引起股骨头缺血坏死。

头钉进入的深度应位于股骨头关节面下方5～12mm。此区域骨质致密，螺钉拧入后具有良好的把持作用。头钉进入的深度如果距离股骨头关节面12mm以上则把持作用明显减弱。螺钉松动及切割的发生率增加。

头钉的长度应为位于股骨头关节面下方5mm为宜。考虑动力加压因素，可将实测距离再减去 5mm。

（2）髓内固定：目前常用的髓内固定可分为两类：股骨髁–股骨头髓内针和股骨头–髓腔髓内针。

1）股骨髁–股骨头髓内针：1950 年 Leizius 首先应用髓内针自股骨中段向股骨头穿入，以固定股骨粗隆间骨折。1964 年 Kuntcher 将其入点移至股骨内下侧。由于股骨内下侧皮质较薄，软组织覆盖少，因此更容易插入髓内针。1970 年 Enders 等人首先报道应用 3 根较细而且更有弹性的髓内针治疗股骨粗隆间骨折。与 Kuntcher 髓内针相比，Enders 针更容易插入。在股骨粗隆部可分别放置于压力、张力骨小梁处，提高了固定的稳定性。

Enders 针固定的优点：手术时间短，创伤小，出血量少；患者肢体功能恢复快；感染率低；骨折延缓愈合及不愈合率低。

Enders 针由于以上优点，20 世纪 70 年代至 80 年代曾得以广泛应用，与此同时也暴露出一些缺点，其中有：术后膝关节疼痛；髓内针脱出；髓内针穿出股骨头；术后外旋畸形愈合等。近年来，Enders 针的应用逐渐减少。

2）股骨头–髓腔髓内针：股骨头髓腔髓内针固定股骨粗隆间骨折在近年来有很大发展，主要有 Gamma 钉、Russell–Tayler 重建钉、PFN 等。其特点是通过髓内针插入一螺栓至股骨头颈（Interlocking）。其优点：①有固定角度的螺栓可使股骨颈干角完全恢复；②有效地防止旋转畸形；③骨折闭合复位，髓内固定使骨折端干扰减少，提高骨折愈合率；④中心位髓内固定，内固定物所受弯曲应力较钢板减少，内固定物断裂发生率降低。目前股骨头髓腔髓内针已逐渐成为股骨粗隆间骨折，特别是粉碎、不稳定型的首选固定方法。

Gamma 钉自 1980 年在北美问世以来曾经得以广泛应用。近年来，许多医生通过长期随访观察，发现 Gamma 钉在股骨粗隆间骨折治疗中存在很多问题。Gamma 钉近端部分直径较大，固定牢固。生物力学结果发现固定之后股骨近端所受应力明显减少而股骨远端所受应力是增加的。因此，在靠近钉尾部的股骨远端常发生继发骨折。文献报道的发生率为 1%～8%。另外其头钉较为粗大，又只是单枚螺钉，抗旋转能力较差，螺钉在股骨头中切割的发生率较高。

AO 近年来所发明的 PFN 具有以下优点：一是近端直径较 Gamma 钉细小，远端锁定螺栓距钉尾较远，从而避免因股骨远端应力集中造成的继发骨折。二是股骨头颈部有两枚螺钉固定，有效地防止了旋转应力，大大降低了头钉切割的发生率。

对于股骨粗隆间骨折是采取髓内固定还是髓外固定要酌情而定。一般认为髓内固定对于骨折端血供干扰小，手术创伤轻微，骨折愈合率高。近年来多名作者对于股骨粗隆间骨折，髓内外固定进行了回顾性研究。特别是 Parker 的 2 472 例大样本，多中心统计结果显示，两种固定方式在骨折愈合、手术时间、术中出血量及并发症等方面没有显著差异。髓内固定手术操作要求较高。固定之前骨折需获得良好复位。在某种情况下只有外展位才能获得复位而在此位置髓内针则无法打入。另外髓内针操作技术的学习曲线较长。目前普遍认为，对于稳定型股骨粗隆间骨折，髓外固定即可。而对于不稳定型股骨粗隆间骨折，特别是反粗隆间骨折，由于髓内针属中心位固定而具有很好的抗弯能力，应视为首选。

(3) 外固定支架：外固定支架治疗股骨粗隆间骨折时有报道。其优点是手术操作简便，创伤轻微。缺点是术后活动不方便，需严格进行针道护理。主要应用于严重多发创伤及老年体弱多病等无法耐受内固定手术的患者。

(4) 人工关节置换：主要应用于严重粉碎股骨粗隆间骨折并伴有严重骨质疏松的患者。其目的在于减少卧床时间，早期下地，部分或全部负重。Green 报道的一组双极骨水泥伴髋关节置换的患者平均手术后 5 天可下地负重。有人认为患有类风湿疾患的患者内固定失用以至骨折不愈合的发生率较高。Bogoch 报道为 24%。主张行一期人工关节置换。由于股骨粗隆间骨折常累及股骨矩，使得人工关节置换后的稳定性降低。因此适应证的选择非常严格。

第三节　股骨大粗隆骨折，小粗隆骨折

单纯的股骨大粗隆骨折非常少见。其发生率分布于两个年龄组：其一，相对多发生于小儿及 7~17 岁人群的大粗隆骨骺分离。此类多为撕脱骨折，骨折块分离较明显，最多可达 6cm。其二，成年人的大粗隆粉碎骨折，常由直接暴力所致。大粗隆一部分骨折，骨折块常向后上方移位。

股骨大粗隆骨折后患者表现为局部疼痛及屈髋畸形，X 线即可确诊。

由于粗隆部骨折绝大多数可很好地愈合，因此，治疗的目的是恢复骨折愈合后髋关节的功能。

有 3 种治疗方法：①患髋外展牵引 6 周；②无牵引，卧床休息至局部症状消失 4~6 周后开始练习负重；③Armstrong 及 Watson-Jones 主张切开复位内固定，主要是针对明显移位的骨折。

由于绝大多数股骨大粗隆骨折预后良好，较多采取保守治疗。某些情况下，年轻患者中大粗隆移位较大者，可考虑切开复位内固定，以恢复外展肌功能。内固定多采用松质骨螺钉或钢丝。术后在扶拐保护下可部分负重 3~4 周，之后视愈合情况完全负重。

单纯股骨小粗隆撕脱骨折主要见于儿童及少年。85%的患者小于 20 岁，12~16 岁为发生率高发年龄。老年人中的单纯股骨小粗隆骨折常继发于骨质疏

松。由于小粗隆骨矩部疏松，无法抵抗髂腰肌牵拉力而至撕脱骨折。患者常表现为股三角部疼痛及屈髋畸形。Ludloffs 征阳性——即患者坐位时不能主动屈髋。大多数情况下采取卧床休息，对症处理。数周后症状消失即可负重。只有在骨折块分离十分明显时可酌情考虑切开复位。

第四节 股骨粗隆下骨折

股骨粗隆下骨折是指自股骨小粗隆至股骨干中段与近端交界处——即骨髓腔最狭窄处之间部位的骨折。股骨粗隆下骨折发生率占髓部骨折的 10%~34%。其年龄分布有两组：20 岁~40 岁及 60 岁以上。老年组骨折多由低能量创伤所致。年轻组骨折多由高能量损伤造成，常合并其他骨折和损伤。股骨粗隆间骨折的死亡率各作者报道不同，为 8. 3%~20. 9%。由于股骨粗隆下生理应力分布特点，手术治疗有较高的骨折不愈合及内固定物失用率。骨折发生后，在肌肉的牵拉下，股骨干发生短缩，外旋畸形，股骨头颈外展，后倾。因此，股骨粗隆下骨折的治疗目的，是要恢复股骨干的内收短缩，外旋，纠正股骨头颈外展及后倾外旋，恢复髋关节内收肌的张力，从而恢复机体功能。因此，对于股骨粗隆下部位生物力学特点的了解，对于骨折类型的分析，以及各类内固定物的应用及适应证的认识，将直接影响治疗效果。

一、生物力学特点

股骨粗隆下部分在负重的情况下除承受轴向负荷外，还受到来自偏心位置的股骨头颈所传导的弯曲应力。在弯曲应力作用下，股骨粗隆下内侧承受压力而外侧承受张力，压力大于张力。Koch 等人的实验显示：在负重情况下在股骨小粗隆远端 1~3cm 部分，内侧承受 1 200 磅/英寸的压力。外侧承受的张力比压力约小 20%。这种应力分布的不均衡状态直接影响骨折复位后的稳定性以及内固定物上所承受的负荷。如果骨折端内侧粉碎或缺损，复位后稳定程度下降，内固定物所承受的弯曲负荷加大，常会造成骨折不愈合并导致内固定物断裂。因此，在骨折复位时，应尽可能恢复内侧骨皮质的完整性。在骨折端内侧粉碎缺损情况下，应考虑一期植骨，尽快恢复内侧的完整。因此，对于股骨粗隆下部位应力分布的认识，结合骨折类型的分析，直接影响内固定物的选择、术中及术后处理。其基本原则是获得骨折复位及固定的稳定。

影响骨折复位及固定稳定性有 3 个主要因素：①骨折粉碎程度；②骨折部位；③骨折类型。

1. 骨折粉碎程度

对于简单骨折，如横断形骨折或短斜形骨折，较易解剖复位，通过加压钢板的轴向加压作用，骨折端易获得牢固固定。在生理负荷下，骨折端之间几乎没有活动，内固定物所承受的应力相对较小。在粉碎骨折或内侧缺损情况下，难以达到解剖复位。因此，骨骼结构的稳定性无法获得，生理应力几乎全部被内固定物所承担。因此，常会发生内固定失败。过大的负荷会使内固定物脱出或断裂，继而发生骨折不愈合或畸形愈合。

2. 骨折部位

可分为所谓“高位”骨折即小粗隆水平的骨折，及“低位”骨折即股骨干近端与中段交界处附近的骨折。越靠近小粗隆的骨折，其近端弯曲应力力臂越短，骨折处的弯曲力矩越小。

3. 骨折类型

内固定物的选择取决于不同类型的骨折。对于横断或短斜形骨折，常选用加压钢板或传统髓内针。对于长斜形骨折，可考虑应用拉力螺钉行骨折块间加压并以中和钢板保护。对于粉碎骨折则应选择髓内固定。

二、骨折分型

1. Fieldling 分型

Fieldling 根据骨折发生的部位将股骨粗隆下骨折分为三型。

1 型：位于小粗隆水平。

2 型：位于小粗隆下 2. 5~5cm。

3 型：位于小粗隆下 5~7. 5cm。

该分型主要适用于横断骨折。而对于斜形或粉碎骨折则要根据主要骨折部位的位置来确定分型。一般来说，高位的骨折愈合率及预后优于低位骨折。

2. Seinsheimer 分型

Seinsheimer 根据骨折块的数目、骨折线的形态和位置，将股骨粗隆下骨折分为 5 型（图 3-11）。

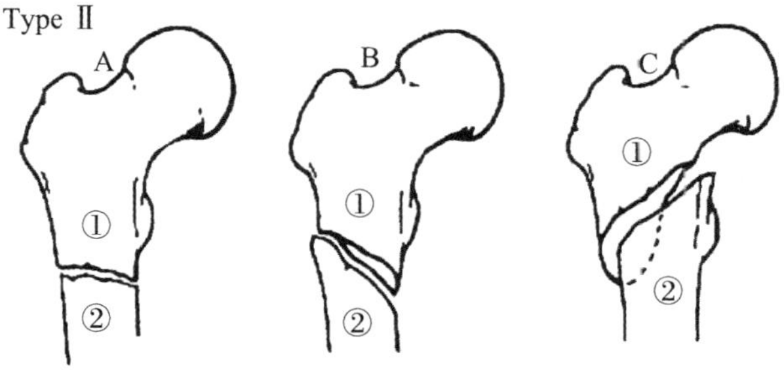

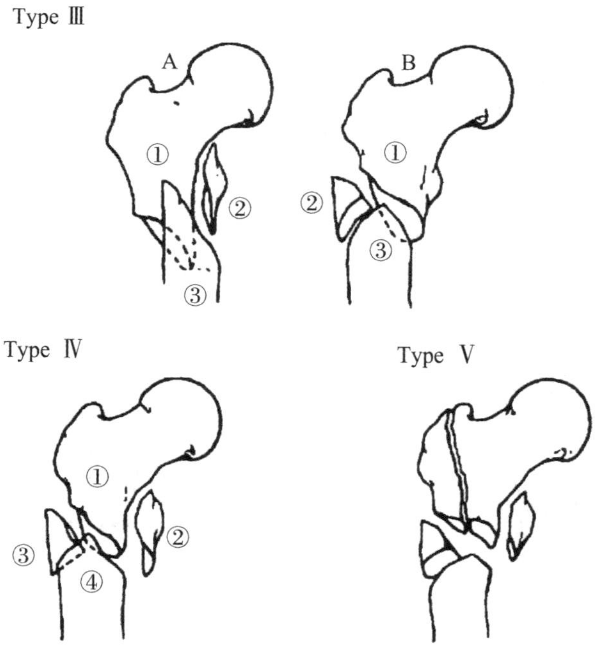

图 3-11 Seinsheimer 分型

Ⅰ型：无移位骨折或移位<2mm。

Ⅱ型：2 部分骨折。

Ⅱa 型：横断骨折。

Ⅱb 型：螺旋骨折，小粗隆与近端骨折块连续。

Ⅱc 型：螺旋骨折，小粗隆与远端骨折块连续。

Ⅲ型：3 部分骨折。

Ⅲa 型：3 部分螺旋骨折，小粗隆为单独的一部分。

Ⅲb 型：3 部分螺旋骨折，其中一部分为一单独的蝶形骨块。

Ⅳ型：4 部分以上粉碎骨折。

Ⅴ型：粗隆下合并粗隆间骨折。

3. AO 分型（图 3-12）

A 型：简单骨折，横断或短斜形。

B 型：粉碎骨折、内侧或外侧有一蝶形骨块。

C 型：严重粉碎骨折，骨皮质缺损。

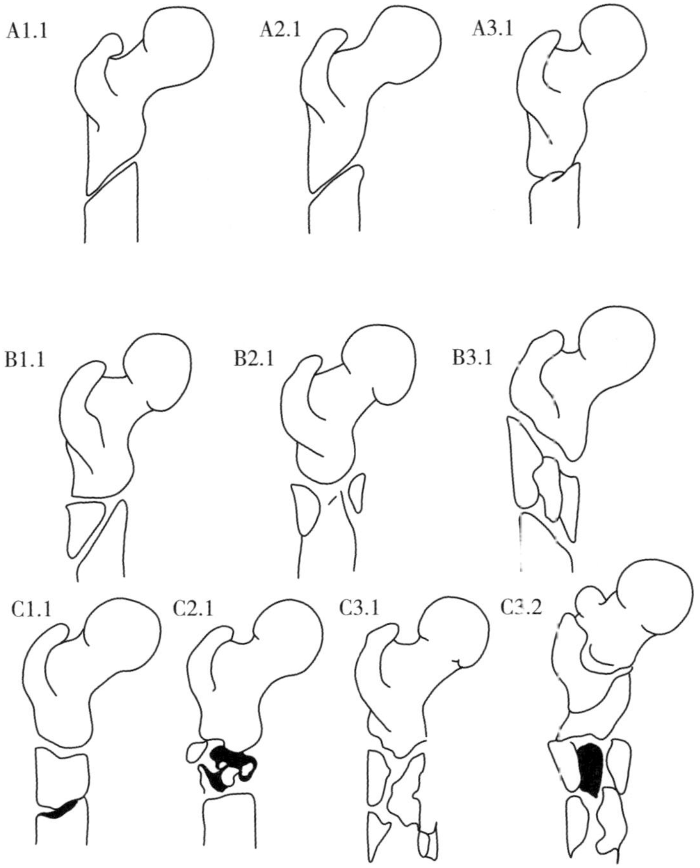

图 3-12　AO 分型

三、治疗

股骨粗隆下骨折的治疗可分为保守治疗和手术治疗。常用的保守治疗方法是对患肢施行股骨髁上牵引。股骨近端均为强大的肌群包绕，骨折发生后骨折端受肌肉牵引而明显畸形。骨折近端在内收肌、外旋肌及髂腰肌作用下呈屈曲、内收、外旋。骨折远端在外展肌作用下呈外展、在重力作用下轻度外旋。在所有肌肉收缩作用下骨折端明显短缩畸形。牵引治疗可以控制短缩，但对于其他畸形则难以纠正。另外，牵引时患肢需置于 90°/90°体位（屈髋 90°屈膝 90°）。这在成人很不易维持。牵引治疗对于明显移位的骨折无法减小骨折间隙，因而延长愈合时间。由于留有畸形，骨折愈合后患者常存在一定症状。主要是臀肌步态和大腿前侧疼痛。骨折近端外展畸形使得大粗隆顶点上移，髋关节外展肌松弛，即可造成臀肌步态。骨折近端的屈曲则是大腿前侧疼痛的主要原因。

Waddell 报道非手术治疗股骨粗隆下骨折满意率只有 36%。因此，目前认为手术治疗股骨粗隆下骨折已成为主要方法。

手术治疗的目的：①解剖复位或纠正所有畸形；②牢固内固定。

应用于股骨粗隆下骨折的内固定材料很多。可归纳为两类：①髓内固定；②钢板螺钉固定。髓内固定主要有 Enders 钉、传统髓内针、Ziclcel 钉、Russell-Taylor 重建钉等。钢板螺钉类主要有角钢板、髋关节加压螺钉（Rlchard 钉板，DHS），髁加压螺钉（DCS）等。各内固定材料均有其特点和适应证。

1. Enders 钉

20 世纪七八十年代，许多医师应用 Enders 钉治疗股骨粗隆下骨折，由于 Enders 钉固定强度较弱，其结果不甚理想。Pankovich 等人应用 Enders 钉的结果显示：愈合率 100%，但由于畸形需要再手术者达 30%。对于稳定型骨折（横断及蝶形型）Enders 钉则不足以控制旋转、成角及短缩。术后需加牵引维持 3~6 周，很大地限制了肢体活动，从而减慢了肢体的功能恢复。目前，除特殊情况外，Enders 钉很少被提倡应用。

2. 传统髓内针

髓内针固定的牢固程度主要取决于髓内针与骨髓腔之间接触的长度。股骨粗隆下骨折的近端髓腔宽大，至髓腔狭窄部逐渐变窄，再向远端又逐渐增宽。只有髓腔最窄处与髓内针相接触。在年轻的患者，由于骨松质密度较大，传统髓内针在股骨髓腔内尚可有较强的把持作用。而在老年人，由于骨密度下降，髓内针在较宽的髓腔内把持作用减小，常造成骨折端内翻及复发短缩。因此，传统髓内针固定仅适用于年轻患者中的稳定型骨折。

3. 钢板螺钉

应用一般直钢板来固定股骨粗隆下骨折非常困难。由于螺钉只能横行穿过钢板，骨折近端的固定力臂太短，无法施行牢固固定。解决这一问题的方法是另设计一种钢板螺钉材料。其特点是螺钉或钢板的一端经股骨颈插入股骨头中，这样可使骨折近端得以充分固定。此类内固定物在钢板与股骨头颈固定螺钉之间有一固定的角度。目前常用的钢板螺钉固定材料可分为 2 类：①滑动加压螺钉（Richards 钉、DHS 等）；②角钢板。

滑动加压螺钉对于股骨粗隆下骨折可提供牢固固定。其优点是由于加压滑动螺钉为中空结构，术中先用导针定位，位置满意后将螺钉穿过导针拧入股骨头颈。手术操作简易。对于粉碎骨折不易复位者，可先行拧入滑动加压螺钉，之后与钢板套管连接，钢板固定后骨折即已复位。骨折远端至少需要 4 枚螺钉固定。对于不稳定型骨折，股骨头颈部加压螺钉不能很好地控制旋转，因此常需再加 1 枚拉力螺钉来加强固定。130°滑动加压螺钉入点位置较低，对于高位股骨粗隆下骨折其入点与骨折部位较近，其稳定性降低。另外附加拉力螺钉也不易选定合适行入位置。因此，对于高位股骨粗隆下骨折，近年来多应用髁加压螺钉（DCS）固定。由于DCS角度为95°，入点较高，另外可通过钢板拧入1~2枚拉力螺钉至骨矩部位，其固定牢固程度大大提高。

角度钢板对于股骨粗隆下骨折也曾是常用的内固定材料。根据骨折部位的高低，可选90°或130°角度钢板。角度钢板在股骨头颈中的部分呈铲状，较螺钉能较好地控制旋转。但铲状部分插入股骨头颈的操作较复杂，需准确定位。另外插入前骨窗需充分开大，否则入点部分将会劈裂。由于角度钢板为偏心位固定，与Richards钉、DHS相比，固定后钢板上所承受的弯曲应力更大。根据骨折复位后的稳定程度常需在钢板对侧植骨，以尽快恢复钢板对侧骨骼的连续性，减少钢板疲劳断裂的发生。

4. 带锁髓内针

近年来，带锁髓内针日益普遍地应用于股骨粗隆下骨折。其优点在于：闭合复位下操作手术创伤小，对骨折端环境干扰小，由于中心位固定，具有良好的抗弯曲应力强度。

常用的标准带锁髓内针有Zickel钉、Russell-Taylor重建钉等。Zickel钉插入股骨头颈部位为三叶状，通过钉杆近端孔插入并与钉杆锁定。由于三叶钉与钉杆之间角度固定，故可有效地防止内翻畸形的发生。但Zickel钉只有近端锁定，对于严重粉碎的股骨粗隆下骨折则无法防止短缩。

Russell-Taylor重建钉在近端及远端均可锁定。通过近端锁定孔可向股骨头颈拧入2枚拉力螺钉，通过远端锁定孔可行入1~2枚全螺纹螺钉。有效地防止短缩并可很好地控制旋转。改进型Russell-Taylor重建钉（R-T Delta钉）直径较小，可用于髓腔较小或严重粉碎骨折的患者。Klemm等人曾提出根据不同骨折类型应用带锁髓内针的基本原则：对于稳定型骨折，可用非锁式髓内针，即远近端均不锁定。对于位于髓腔狭窄处近端的骨折，可仅在近端锁定。对于位于髓腔狭窄处远端的骨折，需行远端锁定。用于在某些情况下存在无移位的骨折块而不易发现，有报道仅在近端锁定，术后常发生不同程度的短缩。因此，远近端同时锁定更为可靠。

目前认为影响骨折愈合的因素有：早期骨折端血肿，骨膜血供，周围软组织血运，稳定的力学环境，骨折端微动。过去一味强调切开复位以求解剖复位，坚强内固定的代价是破坏周围软组织血运，丢失早期骨折端血肿。其结果往往是骨折不愈合。股骨粗隆下骨折不愈合率较高进而发生内固定失效。因此保护血运以保证骨折愈合是治疗的关键。对于股骨粗隆下骨折的治疗，间接复位和髓内固定目前被认为是首选。

四、术后处理

不论应用以上何种内固定材料进行固定，原则上术后第 2 天可容许患者进行患肢练习并离床扶拐活动。术后数日内患者应尽量不采取坐位，因此时髋部及腹股沟部分软组织肿胀，坐位影响静脉回流，有可能造成静脉血栓。患者离床后患肢可否部分负重要根据骨折类型及内固定情况而定。稳定型骨折并予牢固固定者可准许 10~15kg 部分负重。不稳定型骨折应在 X 线显示骨折端有骨痂连接后开始部分负重。对于应用带锁髓内针固定的不稳定型骨折，有人主张在连续骨痂出现后应将髓内针取出，以恢复骨骼的负重。否则锁定螺钉在长期负荷下会发生疲劳断裂。

第四章

骨坏死

第一节　骨坏死的基础

一、概述

骨组织坏死是一个非特异性的异常，任何病理过程如果对骨细胞产生较强应激，都可以发生骨组织坏死，如创伤、骨折、骨性关节炎、肿瘤、感染和其他骨组织疾病。而骨坏死病是指，大块骨及骨髓组织坏死是唯一或最主要异常的一种疾病。为了区别两者的不同，骨坏死病曾命名为缺血性坏死和无菌性坏死，近年来多数的文献应用骨坏死作为本病的命名。

二、流行病学

骨坏死是一种致残率较高的疾病，早期发现可以降低致残率，改善患者生活质量。接近75%的骨坏死患者年龄在30~60岁间，除系统性红斑狼疮患者外，其他骨坏死病例的男女比例约为7∶3。骨及软骨的破坏常需要进行关节置换或融合。如股骨头坏死患者，在诊断后3~4年内，会有70%左右发生塌陷，需要人工关节置换。骨坏死占美国每年关节置换病例数的10%左右。

非创伤性骨坏死是一种系统性疾病，很多部位都可能受累。可以发生在骨骺部位，如股骨头是骨坏死最常发生的部位，其他受累部位还包括肱骨头，膝关节的股骨髁和胫骨平台。还可以发生在干骺端，即典型性骨梗死，常发生在股骨下段和胫骨上段。还可以发生在不规则骨，如足踝小骨，腕和手部小骨，椎体，下颌骨等。

三、发病机制

普遍接受的骨坏死发病过程是骨供血的不足。创伤患者是由于骨供血血管的断裂。而对于非创伤患者，其病理过程是不清晰的，可能是骨内的，也可能是骨外的异常。有很多关于受累骨血供破坏的猜想，主要集中在股骨头坏死方面，本书也将以股骨头坏死的发病机制对骨坏死机制进行讨论。

（一）血管闭塞或缺血

1953 年 Trueta 第一次描述股骨头内的血管解剖，旋股内动脉的外侧骺动脉分为 2~6 支，穿入股骨头后上方，进入骨内后，动脉向前内走行，到达股骨头前上区，支配股骨头骺区 80%的血供。这些动脉的阻断会影响股骨头前上区，研究发现后外侧支持带动脉的阻断可导致股骨头外上区的梗死。

（二）脂肪代谢紊乱和脂肪栓塞

Jaffe 第一次提出激素介导的高脂血症可提高股骨头内脂肪含量，提高骨内压，导致窦状隙塌陷。而后有许多有关激素引起股骨头坏死的研究，动脉注射脂类可以导致股骨头坏死。激素处理兔的股骨头和肱骨头可在组织学上发现脂肪栓子。这些引发了一个未被证明的猜想：脂肪栓子驻留在微血管内引发补体反应，导致继发性免疫复合体沉积，最终引起动脉出血和骨坏死。Wang 等认为高胆固醇血症可以起以下作用：激素处理动物血清胆固醇水平升高、肝脂肪变性和脂肪栓子产生，可部分阻断股骨头和肱骨头内的微循环，Jones 猜想脂肪栓子是激素介导股骨头坏死的原因。

Hungerford 和 Lermox 认为骨内脂肪含量升高引起的骨内压升高可导致股骨头坏死。骨坏死的共同特征是受累区血供不足，而骨内压的升高可导致这种血供不足。动物实验发现应用激素后股骨头内脂肪含量可提升 25%。而后的研究发现股骨头内脂肪细胞的大小与股骨头内压力升高和血供下降相关。应用降脂药可以降低激素处理动物股骨头内脂肪细胞的大小，降低骨内压并改善血供。

（三）血管内凝血

血栓性疾病和低纤溶性疾病都被认为是股骨头坏死的原因。骨内微循环，毛细血管和静脉窦的血管内凝血，导致广泛静脉栓塞，进而引起逆行性动脉闭锁，是导致非创伤性股骨头坏死的原因之一。然而凝血病通常是继发性的，是其他风险因素或化学物质的结果。可导致血管内凝血的因素包括：家族性血栓形成倾向病，高脂血症和脂肪栓子，高敏反应，异体器官移植排斥反应等。生物和化学因素可导致播散性血管内凝血，包括细菌内毒素，蛋白酶，组织因子（肿瘤坏死因子，抗磷脂抗体和免疫复合物等）。血管内凝血可发生在许多情况，如：感染，胰腺炎，恶性肿瘤，胶原血供疾病和妊娠。

（四）愈合过程

供血不足会导致骨坏死，但可以想到的是会发生愈合过程，而坏死可能是愈合过程中发生的。坏死骨组织募集骨细胞、组织细胞和血管元素到受累区。破骨细胞清除死骨，同时成骨细胞产生新骨，成骨过程在死骨上产生新骨，其他髓腔组织也参与修复过程。一般来说，这种修复过程是不完全的，形成一个纤维组织瘢痕将坏死骨和新生骨分隔，阻止再生血管穿入到达坏死区。

对血管剥离股骨头坏死模型修复过程的组织学研究发现，肉芽组织和良好血供的纤维组织从关节囊侵入坏死髓腔，伴随坏死骨吸收和新骨形成，重建过程导致正常松质骨结构向皮质骨状态改变，重建伴随股骨头变平、退变、新生和关节软骨的修复性改变。这个发现引发了如下猜想：股骨头塌陷是活性组织对坏死组织的无效修复引起的。

对人类坏死股骨头的血管研究也发现，支持带动脉阻断的病例，血管再生过程在负重区受阻，这一发现证明动脉闭锁可能继发于修复过程。

（五）骨内压升高

从本质上讲，股骨头是一个由皮质骨封闭的包含有松质骨、骨髓和脂肪的球体，任何导致股骨头内容物增加的因素，无论其是否与愈合过程相关，都会导致骨内压升高，因而影响血供。

（六）血管生成受阻

Smith 首先提出血管生成受抑制是股骨头坏死发生原因的假说，对激素诱导股骨头坏死进行的血管研究，证明存在股骨头内血管生成抑制情况。而一些在股骨头坏死中发挥作用的药物和介质具有抑制血管生成的作用，如糖皮质激素，干扰素，软骨成分，内源性细胞因子等，也为这个假说提供了证据。

（七）髓内出血

很多年前的研究就已经发现，在股骨头内坏死区邻近区域存在髓内出血现象，但这一现象或者被认为是骨坏死的继发反应，或者被认为是人工假象。Saito 研究原发出血是否是骨坏死的原因，发现在 16 例股骨头内，陈旧和新鲜髓内出血是最常见和特征性的与坏死相关的现象。对新鲜髓内出血的研究发现，血管弹性膜、平滑肌和内膜都出现了破坏现象，故研究者认为继发于动脉病变的隐匿的、复发性髓内出血是骨坏死发病的一个重要机制。另有研究者在激素治疗的肾移植患者股骨头内发现了相似的病理变化。而后的研究在高敏性血管炎和大剂量激素处理动物中诱导出较高的股骨头坏死发生，并发现存在髓内出血现象，所有的标本都表现出骨坏死与动脉病变相关。但由于任何组织坏死都常伴有出血，所以这个出血与骨坏死相关的假说只能作为一种可能性。

（八）应力

应力在股骨头坏死中发挥重要作用，股骨头的前上区域是主要负重区，承受大的应力。股骨头外上血管的闭塞可能是由于过度应力造成的软骨断裂引起的。动物实验通过闭塞股骨头供血血管，一侧坐骨神经切断的方法，证明避免负重可降低股骨头坏死的发生。而高笼喂养的方法可以增加动物股骨头坏死的发生。

（九）先发的细胞死亡

除了由于供血不足引起的骨细胞死亡，一些研究发现细胞死亡是首发的现象。Spencer 第一个报道在无任何其他骨坏死表现的肾移植患者股骨头内就存在软骨下区的空骨陷窝。其他研究发现在股骨头坏死许多骨小梁的中心区都存在无活性骨细胞。这些发现提出这样的假说：股骨头内骨细胞的死亡先于其他组织学改变，而炎性细胞浸润，成骨细胞募集，出血和血管再生是对坏死骨细胞的反应。其他一些研究关注于先发性骨细胞死亡的原因，发现兔在应用大剂量激素后存在骨细胞内脂肪聚积，电子显微镜发现骨细胞内脂滴逐渐增大，压迫细胞核，导致细胞完整性丧失和细胞死亡。

（十）遗传因素

像遗传性血红蛋白病，遗传性凝血异常和遗传性脂质沉积病等与骨坏死的相关性是明显的。而近期的研究发现一些遗传因素是会影响骨坏死发生的，如多药耐药基因的表型与激素诱发的骨坏死相关；肝酒精脱氢酶的表型与酒精诱发的骨坏死相关；而Ⅰ型胶原的异常基因甚至可诱发骨坏死的常染色体显性遗传。

（十一）多因素共同作用

骨坏死的流行病学研究表明，骨坏死的发生是多因素的。1983 年，Kenzora 介绍了累积细胞应激理论，他认为当多种应激因子存在时，骨细胞不能从慢性破坏中恢复而死亡，这是根据激素介导的骨坏死在系统性疾病患者中发病率更高这一流行病学发现提出的。当激素作为唯一诱发因素时，骨坏死的发病率较低，因为头部损伤而长期大量应用激素的患者发生骨坏死的概率很低。但对于那些有系统性疾病的患者，主要是那些有免疫复合体沉积情况的，激素的应用会明显提高骨坏死的发生率。有血管炎的患者，在疾病发作时，激素诱导的骨坏死概率升高。

肾移植患者，有多年的慢性肾衰竭病史和肾性骨营养不良，有较高的激素诱导股骨头坏死发生率。当进行透析时，慢性肾衰竭的系统作用较小，激素诱导骨坏死的发生率也下降。

第二节　股骨头坏死

对于晚期股骨头坏死病例，关节置换被认为是唯一的治疗方法。尽管人工关节技术进步明显，骨坏死患者假体的长期在体率仍明显低于骨性关节炎患者。由于骨坏死患者大多年轻且存在相关的疾病，多数患者需要多次关节置换。因而股骨头坏死的早期诊断非常重要。

对于有症状的患者，常规的诊断方法包括放射线检查和骨扫描。在最近一段时期，MRI 被证明是更敏感的无症状患者早期诊断工具。但对早期无症状患者的早期诊断仍存在困难。

一、临床表现

疼痛是经常存在的症状，多数病例疼痛发病隐匿，在开始时可以是轻微和模糊的，由于创伤引起的病例，疼痛可以是严重和快速发展的，对于 Gaucher 病，气压病或血红蛋白病引起的大面积梗死，疼痛也可能特别剧烈。

股骨头骨坏死的疼痛主要位于腹股沟区和股前方，常常是单侧开始发病，但大约 55%患者对侧会在 2 年内发病。疼痛随关节运动增加，最后发生静息时疼痛，常需要药物治疗。

在开始时运动范围没有影响，而后逐渐降低。运动伴随疼痛，下肢的骨坏死可以伴有跛行，而这时的 X 检查可能是正常的。

二、治疗

股骨头坏死的治疗可分为保留股骨头治疗和替换股骨头治疗。治疗方案要根据疾病的分期，受累的部位，单侧还是双侧，患者的年龄和全身健康状况综合考虑。治疗效果与疾病分期明确相关，因此早期诊断特别重要。

保留股骨头的治疗包括很多的方法：非负重、药物、电刺激、高压氧、旋转截骨、髓芯减压、松质骨或皮质骨移植、肌骨瓣移植、吻合血管骨移植、人工材料植入等。最常用的方法是髓芯减压、吻合血管腓骨移植和旋转截骨。

当受累区小于 15%，且不位于负重区，可选择缓解疼痛，非负重治疗，但效果较差。

药物治疗包括二磷酸盐、阿司匹林、降脂药物等。一项 META 分析研究发现，以手术为治疗终点，这些治疗对 Steinberg 分期Ⅰ期、Ⅱ期和Ⅲ期的有效率分别是 61%、59%和 25%。一项研究表明，即使对于 FicatⅠ期患者，手术治疗的效果也远远高于非手术治疗，对于晚期患者则差距更大。

（一）髓芯减压

Ficat在1962年发明这一方法，通过大转子下方钻孔以降低升高的骨内压，打断引起缺血的恶性循环，这一方法可以快速明显地缓解疼痛。作为相对简单和并发症较小的手术，加或不加用自体骨移植的髓芯减压被广泛应用，其主要的并发症是髋部骨折。

Ficat自己报告的髓芯减压效果为：FicatⅠ期和FicatⅡ期的患者满意度分别为94%和82%，影像学优良分别为87%和67%。其后有大量的髓芯减压疗效报告，一项Meta分析表明，以再次手术为终点，髓芯减压后，Steinberg分期Ⅰ期、Ⅱ期和Ⅲ期的再次手术率分别为16%、37%和71%。

近年来一些学者关注髓芯减压是否会进一步降低股骨头内对软骨的支撑，而加快塌陷；并通过有限元的方法分析，减压术后的力学改变，证明髓芯减压确实可能造成支撑力下降。

总体观点认为：髓芯减压对早期骨坏死疗效好，对晚期疗效差，对于非负重区损伤，存在硬化带的患者效果较好，在FicatⅠ期明显优于保守治疗。

其后，出现了许多髓芯减压的改良方法应用于实验和临床，如在髓芯减压基础上植入药物，血管生成的相关因子，成骨性相关因子，金属支撑材料，异体骨材料，组织工程骨材料等，但都未有足够的证据证明其效果。

（二）骨和材料移植

有多种骨移植手术被用来治疗股骨头坏死，以提高机械支撑和延缓关节置换。移植骨包括自体或异体的髂骨、腓骨、胫骨等，可与髓芯减压，骨软骨移植联合应用，常带有肌蒂或血管蒂，有些进行血管吻合。皮质骨移植联合髓芯减压被认为是治疗FicatⅡ期和Ⅲ期的有效方法。虽然吻合血管腓骨移植有一些并发症，但80%患者获得症状改善和疼痛缓解。

近年来，有研究应用小梁金属柱治疗Ⅰ~Ⅲ期的股骨头坏死，其具有多孔结构，弹性状态接近松质骨，较好的骨长入，但其长期效果尚不能肯定。

骨形态蛋白（BMP）和骨髓基质干细胞是最常用的治疗股骨头坏死生物作用材料，其尚缺乏较好的循证医学证据。

（三）旋转截骨术

通过截骨术可以使股骨头内坏死部分从负重区移开，以减缓塌陷。有多种截骨方式，主要应用于年轻的有小范围塌陷的患者。

（四）关节重建

一旦出现髋臼受累，关节置换是最好的选择。关节置换包括股骨头置换，表面置换，全髋置换等，采用的手术方式与患者年龄，全身状况，病变程度和要求有关。

全髋关节置换是效果最明确的治疗方法。但由于骨坏死患者一般年龄较轻，运动量大，常伴有其他疾病，其假体长期在体率较骨性关节炎患者要低。

THA 治疗股骨头坏死也有较高的并发症，如：镰形细胞贫血、SLE 和应用免疫抑制剂的患者易于发生感染；酒精性股骨头坏死患者的 THA 易于发生脱位；SLE、肾衰竭和镰形细胞贫血患者易于发生术中并发症等。

对于年轻的晚期股骨头坏死患者，股骨头表面置换，股骨头置换和髋关节表面置换，被认为是以金钱换时间的治疗方式，但实际上成功率低。

第三节　膝关节骨坏死

膝关节骨坏死约占全部骨坏死的 10%，主要影响股骨远端髁部和胫骨近端平台。

膝关节骨坏死可以分为特发性骨坏死和继发性骨坏死，继发性骨坏死常有一定诱因，如应用激素，酒精等骨坏死的诱因。特发性骨坏死（SONK）常发生于老年女性患者股骨内侧髁。两者间的病理改变也是不同的，SONK 只影响软骨下小范围，而继发性骨坏死影响范围较大。SONK 常伴有骨性关节炎和半月板损伤，主要影响老年女性，而继发性骨坏死可以在任何年龄发病，无性别差异。

一、临床表现

两者间有明显的不同，继发性骨坏死常隐匿发病，疼痛轻微和模糊，而 SONK 常突发，伴有剧烈疼痛，有静息痛。SONK 常单侧发病，主要影响股骨内侧髁，有时可以影响同侧胫骨平台。继发性骨坏死 30%～80%的患者双侧发病，多数影响股骨外侧髁，有时可见全身多发骨坏死病变。

二、诊断

膝关节骨坏死的诊断主要应用影像学。常规放射检查只能用于晚期病例，表现为关节面下线状影，骨质硬化，关节面塌陷，关节间隙狭窄和骨性关节炎改变。早期主要应用骨扫描诊断早期病例，骨扫描较常规放射检查有更高的敏感性，急性期骨扫描表现为核素浓集，在慢性期只有轻微的升高。

MRI 出现后，成为主要的诊断工具，较骨扫描和常规放射检查有更高的敏感性和特异性。SONK 在 MRI 的表现为软骨下 T_1 低信号，T_2 信号改变不同，但多为低信号。而继发性骨坏死多数表现为带状包裹坏死区。

三、治疗

治疗方法包括理疗，非甾体抗炎药物，关节镜，钻孔减压，胫骨截骨和膝关节置换。

早期患者通过保守治疗可以取得较好的疗效，关节外钻孔减压对于早期患者也有较好的疗效，对于疼痛严重，坏死较大，伴有塌陷和内翻畸形的患者，关节切开和钻孔减压的效果不佳，需要进行胫骨截骨或关节置换。

第四节　肱骨头骨坏死

肱骨头是骨坏死第二好发部位，可以由创伤引起，也可以由引起股骨头坏死的相类病因引起。其病理、影像学表现和分类均与股骨头坏死相似。

一、临床表现

肩关节骨坏死也会产生功能丧失，但较股骨头坏死明显轻。症状主要表现为疼痛、僵硬、活动受限、夜间痛等。最明显的疼痛发生在上肢外展和上抬时，因这个体位是肱骨头压力最高的位置。多数患者存在夜间痛。

二、诊断

常规放射检查的表现与股骨头坏死的表现相似，早期敏感性不高，但可用于分期，鉴别诊断。

MRI 表现也与股骨头坏死相似，有半数的病例会出现“双线征”，晚期患者多数伴有关节渗出。

三、治疗

治疗包括手术和非手术治疗。非手术治疗主要适用于无塌陷的早期病例。包括激素药物的调整、酒精和吸烟习惯的改变、疼痛控制药物应用、限制上抬活动等。

髓芯减压和骨移植的手术治疗也主要针对塌陷前病例，具有一定的成功率，但由于缺乏系统性研究，其结论并不是很可靠。

对于存在塌陷的病例，应考虑关节置换。骨坏死的关节置换效果要较骨性关节炎的差。

第五节　其他部位的骨坏死

手足小骨的骨坏死常伴有疼痛，但功能丧失不明显。

一、距骨骨坏死

距骨骨坏死最常见于创伤，是距骨颈骨折的常见并发症。距骨的血供主要来源于足背动脉的一个分支，在跗骨窦区距骨头颈交界处进入骨内，位于距骨的下外，在关节囊和韧带附着处只有很小的分支进入距骨后内。因而，一旦进入体部的血管因创伤或手术损伤，距骨体部的血供就会不足，将会发生骨坏死。短时间内反复剧烈活动也会影响距骨血供，诱发骨坏死。

而与股骨头坏死相同的非创伤原因也会引起距骨的非创伤性坏死。

（一）临床表现

创伤性和非创伤性距骨骨坏死都表现为踝关节活动受限和疼痛，有时有无力感，局部有压痛。

（二）诊断

常规放射检查对于早期诊断敏感性不高，主要表现为距骨顶部的轻度密度升高，而后可发展为距骨上部的硬化，进而发生距骨的塌陷和踝关节的退变。

MRI 在距骨骨坏死中的表现与股骨头骨坏死相似，早期有较高的敏感性，而且可以评估受累范围，估计预后。

（三）治疗

治疗包括在塌陷前期避免肢体负重，髓芯减压，骨移植，但疗效均不肯定。晚期可选择踝关节融合或胫骨-跟骨融合，其融合时间较长，有相对高的不融合率。

二、月骨骨坏死

月骨是由来源于掌侧和背侧极的终末动脉供血，骨内缺少侧支循环，职业振动造成的慢性反复创伤、尺骨发育异常造成的月骨应力增加等都是月骨坏死的可能原因。月骨和舟骨的骨坏死过程与股骨头坏死的过程相近。

主要影响成年男性，临床症状主要为腕部疼痛，活动受限和腕部肿胀。

放射检查在早期可见月骨硬化，中期可见微囊样改变，晚期可见月骨的塌陷，扁平，最后可见月骨周围退变性关节炎改变。

CT 可以较放射检查更早发现囊状改变，更早发现关节退变。

MRI 早期可见骨髓肿胀，以后可见信号不均匀，存在修复组织信号（T_1 低 T_2 高信号），而坏死区 T_1 和 T_2 均呈低信号改变，晚期病例多见关节渗出改变。

无论患者发病在哪一期，都可以应用保守治疗方法，包括抗炎药物，支具保护，理疗等。对于保守治疗后症状无好转或加重的患者，可以选择手术治疗。手术治疗的方法包括：髓芯减压、振波、桡骨短缩截骨、骨移植、腕关节融合、近排腕骨切除和关节成形等。但无一种方法有充分的证据证明其有效，更有研究认为，没有一种手术方法较安慰剂治疗更好。

三、舟骨骨折后坏死

舟骨的血供来源于远侧极，近侧舟骨的血管为终末动脉，当舟骨骨折后近侧舟骨缺血坏死。

常规放射检查显示，舟骨骨折不愈合会经历骨折线吸收，断端囊状吸收和骨折线硬化，最后断端完全被硬化骨闭锁的过程。

CT 检查较常规放射检查可以更精确地发现骨折断端吸收，囊性改变和边缘硬化。

MRI 可以分析近侧舟骨骨折块的血供情况，分析骨折间隙的组织情况。

延迟愈合可用延长固定时间，或切开复位，刮除术和移植术治疗，不愈合而无移位的骨折可摘除舟骨，行掌侧皮质松质骨移植。如果骨折部成角或塌陷，可用皮质松质骨移植来纠正畸形，移植骨必须用螺钉或克氏针固定，如果近极无血供，无明显桡腕关节炎，可试行桡骨带血管骨移植来重建血供。

四、特发性舟骨坏死

特发性舟骨坏死是非常少见的，一些研究认为其发病与激素、化疗、尺骨变异等有关。

疾病发病隐匿，症状主要为疼痛，鼻烟窝肿胀，运动范围降低和握力下降等，主要影响优势手。

放射检查可发现舟骨的密度增加、囊变和塌陷改变。MRI 可见舟骨整体的信号改变。

保守治疗包括非甾体抗炎药物、休息、支具等，但疗效并不可靠。手术治疗包括全部或部分的舟骨切除，近排腕骨切除，腕关节融合等。

第五章

上颈椎损伤

第一节　寰椎骨折

1920年，Jefferson首先报道了4例寰椎爆裂性骨折，并就其损伤特点作了描述。后来，学者们陆续进行了报道，并将这种寰椎椎弓的特殊骨折称为Jefferson骨折。这是一种较少见的上颈椎损伤，其骨折的发生率占全颈椎损伤的2%~4%，Lipson报道260例成人颈椎损伤仅有10例寰椎骨折（占3.8%）。这种骨折的机制，临床和X线片表现与其他颈椎损伤有明显不同的特点。

一、概述和解剖特点

寰椎即第1颈椎（C_1），系联结枕骨和其他颈椎的主要解剖结构。它是一节非典型的脊椎，外观呈椭圆环状，无椎体，而在环形两侧增厚变粗，称为侧块，其上下表面各自为斜向内前方的关节面，与枕骨髁状突和枢椎关节面相对应，分别构成枕寰和寰枢关节。从侧块伸出两臂左右联结成环，即为前后弓，两弓中央增粗为结节，在与侧块相遇处骨质较纤弱，是骨折部位好发所在。前弓后面的中央与齿突对应构成寰齿关节，由寰椎两侧块间的横韧带和关节囊维持其稳定性。寰椎椎管矢径约3cm，其间容纳脊髓约1cm，齿突约占据1cm，尚有1cm空间为缓冲间隙。

二、病因和发病机制

自上而下的传导暴力已被公认是造成寰椎骨折的主要作用形式。当暴力作用到头顶后，通过枕骨两髁状突分别向下并向后到达寰椎两侧块的关节面（图5-1）。由于枢椎两关节侧块作为人体纵轴对抗这种冲击暴力，致使寰椎介于外力之间，就可能导致寰椎前后弓与其侧块联结处的薄弱带发生骨折。

寰椎介于垂直暴力对抗力之间损伤的具体原因有多种，然而，头顶直接遭到外力作用，例如最常见的创伤，如跌倒、交通事故及跳水等运动创伤，都有可能造成此类损伤。直接暴力作用多是由于刀或子弹引起穿透性损伤，此时可因椎动脉和颈椎脊髓损伤而立即死亡，故平时医疗单位极少见到。由于暴力的大小、方向以及损伤瞬间伤者头颈姿势的不同，寰椎骨折具有多样性（图5-2）。

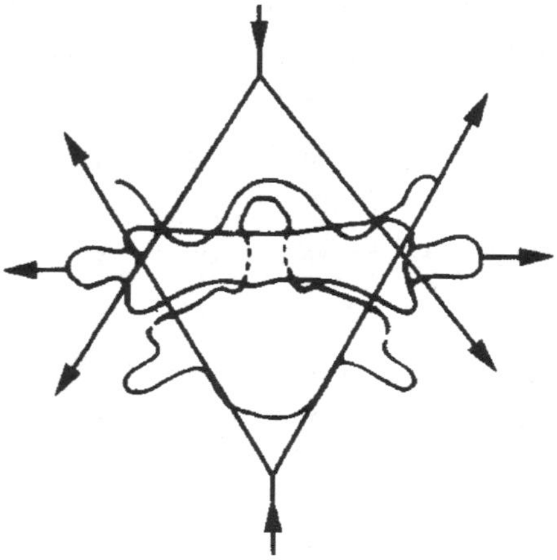

图 5-1　寰椎骨折传导暴力方式

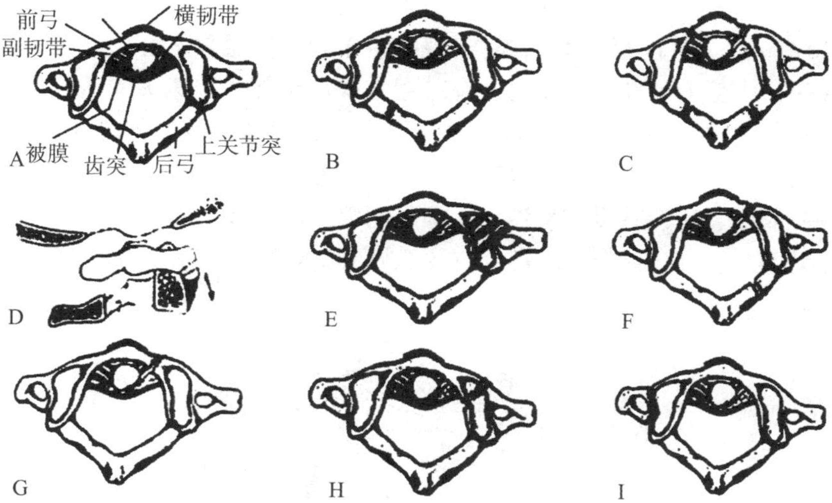

图 5-2　各种类型的寰椎骨折

注：A. 寰椎的骨与韧带关系；B. 后弓骨折；C. Jefferson 骨折；D. 寰椎前弓下部过伸型骨折；E. 侧块粉碎骨折；F. 同侧前后弓骨折；G. 单侧后弓骨折；H. 单侧侧块骨折；I. 横突骨折

根据骨折部位和移位状况可分为 4 种类型。

Ⅰ型：寰椎后弓骨折，系由过伸和纵轴暴力作用于枕骨髁与枢椎棘突之间，并形成相互挤压外力所致（图 5-3），也可能与枢椎骨折和齿突骨折并发。

Ⅱ型：寰椎侧块骨折，多发生在一侧，骨折线通过寰椎关节面前后部，有时波及椎动脉孔。

Ⅲ型：寰椎前后弓双骨折，即在侧块前部和后部都发生骨折，通常称之为 Jefferson 骨折，多系单纯垂直暴力作用结果。骨折移位特点与该部解剖和暴力大小有关。寰椎的前后弓 4 处骨折是本损伤的基本特点，4 个骨折块分别为两侧块的外厚内薄楔状结构，作用力呈离心式分布，骨折块也常随作用力呈分离移位，即造成爆裂性骨折。

Ⅳ型：寰椎稳定性骨折，包括寰椎椎弓单处骨折、经侧块关节面骨折及单纯横突骨折。

并发齿突骨折较少见，Anderson 报道一组 32 例齿突Ⅱ型（齿突基底部）骨折仅有 1 例寰椎骨折。并发横韧带断裂则更少见，而寰椎无骨折的单纯横韧带断裂者较多。

三、临床表现

颈部僵硬和枕下区域疼痛是寰椎椎弓骨折的主要临床表现，局部压痛限于枕骨粗隆下方，被动头部运动以旋转受限最明显。颈部疼痛、僵硬，患者常以双手托住头部，防止其活动；有时出现咽后血肿，但通常不会引起呼吸困难和吞咽障碍；头部前倾呈强迫体位，有时用手扶持头部，避免头颈向任何方向转动。枕骨髁与枢椎棘突挤压可致寰椎后弓骨折，脊髓或神经根受压比较少见，这与该区椎管矢状径大，骨折后其骨折片离心分离有关。如第 2 颈神经（枕大神经）受累时，患者感觉枕部疼痛，颈肌痉挛，颈部活动受限，若伴脊髓损伤，可有运动感觉丧失，损伤严重者可致瘫痪甚至立即死亡（图 5-3）。

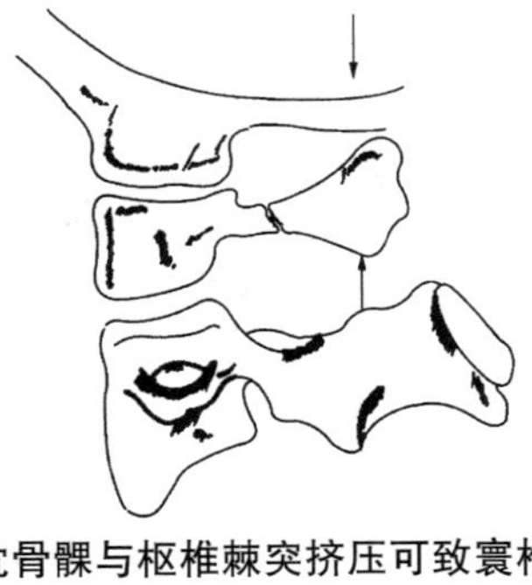

图 5-3　枕骨髁与枢椎棘突挤压可致寰椎后弓骨折

四、诊断和鉴别诊断

（一）X 线检查及表现

寰椎椎弓骨折的诊断主要依赖 X 线检查。普通的前后位和侧位 X 线拍片常因该部结构复杂造成影像重叠，影响对损伤的判断。因此，寰枢区前后位开口拍片，能够集中显示解剖形态，利于上颈椎损伤的判断。

Jacobson 认为正常人寰椎区开口拍片可因不同程度的旋转和侧屈引起寰-枢椎斜倾，从而造成 X 线影像上侧块与齿突的位置改变。因此发现两侧块偏斜时，应仔细观察枢椎棘突的位置是否居中，这对正确的判断至关重要。如枢椎棘突位置居中，侧块移位意味着既不是旋转也不是侧屈，而是由于损伤所引起的骨折移位。

寰椎骨折损伤的 X 线表现特点归纳如下。

1. 寰椎的两侧块移位，可以同时向外侧分离移位，也可为不对称的移位，移位的范围可达 2~4mm。

2. 判断侧块移位应参照枢椎的棘突是否维持在中央。若棘突阴影在中央而有侧块移位，则表示并非因旋转所致侧块与齿突距离的差异。

3. 断层拍片可了解细微结构的变化，可能发现寰椎侧块的内侧有一小游离骨片，系为横韧带撕脱所致。但这种小的撕脱骨片在普通 X 线片上是无法显示出来的。

4. 咽后壁软组织肿胀阴影能在清晰 X 线片上显示出来，表示该部骨折出血的血肿部位。

双侧寰椎侧块都发生偏斜，这是 Jefferson 骨折所特有的表现。但在没有旋转和侧屈异常条件下，发生偏斜也见于寰枢椎前脱位，应结合上颈椎的侧位 X 线片加以鉴别。

（二）稳定性的判断

寰椎爆裂性骨折诊断时多因对此类损伤认识不足或摄片时投照部位、角度不佳，参数选择不当而发生困难。清晰的上颈椎前后位开口片通常可以显示寰椎骨折和解剖关系的变化。根据该区正常 X 线解剖关系的变化，能够较准确地做出诊断。

正常情况下，上颈椎前后位开口片表现寰椎两侧块与齿突间的距离相等而对称；两侧块外缘与枢椎关节突外缘在一直线上；侧位 X 线片表现寰椎前结节后缘与齿突前缘即寰齿间距成人为 3mm，这是恒定的 X 线标志。以上 X 线表现若发生变化，尤其寰椎侧块向外滑动移位，就是骨折的重要诊断依据。同时必须注意因颈椎过伸时枕骨直接撞击寰椎后弓致椎动脉沟处单纯寰椎后弓骨折，该骨折仅能从侧位X线片上显示出来。在侧位X线片如果寰齿间距大于3mm，还提示可能并发横韧带撕裂伤。损伤后的稳定程度主要取决于横韧带和翼状韧带损伤状况。尤其横韧带对固定齿突、稳定寰枢关节及保持寰椎两侧块间的张力起着极为重要的作用。如果横韧带无损，则两侧块的分离移位是有限的，其两侧移位距离之和必然小于6.9mm；如果横韧带完全断裂，则两侧块失去了韧带控制，离心性分离移位大于6.9mm，即造成该区不稳定（图5-4）。严重的不稳定性骨折常表现为寰枢椎关节脱位。为了解寰枢区损伤的细微结构的变化，宜采用断层拍片及CT扫描，常能显示寰椎爆裂的骨折片分离状况，对确定其稳定程度是有益的。注意寰椎侧块内侧缘撕脱骨折，是横韧带撕裂征象，提示骨折不稳定。

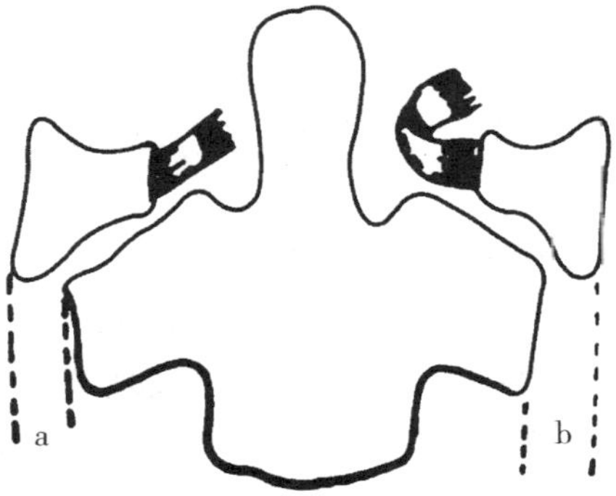

图5-4　寰椎骨折分离移位a+b≥6.9mm，表示寰椎骨折横韧带断裂

（三）骨折与神经损害的关系

根据Jefferson骨折机制和骨折移位特点，可以推测此损伤不应并发严重神经损害。因寰枢区椎管矢径和横径大，骨折后骨折块自椎管向外滑动，使椎管容积扩大，通常对脊髓不会产生压迫。但下列三种情况可能造成神经损害。

1. 小骨折片撕脱分离或侧块嵌入椎管并压迫脊髓。

2. 并发横韧带断裂或齿突骨折导致寰枢关节脱位可严重损伤颈脊髓，导致四肢瘫痪，甚至立即死亡。

3. 陈旧性寰椎爆裂性骨折经治疗未能达到骨性愈合，遗有永久性不稳定，正常解剖及生理功能丧失，可能出现迟发性神经损害。

五、治疗方法

关于此类损伤治疗的专题文献较少，各学者报道的病例有限，但也已形成较系统的治疗措施。

治疗目的在于恢复枕-寰-枢解剖区域的稳定性及其功能，避免脊髓急性受压或迟发性损害。早年曾施行寰椎后弓切除术，但目前已不再有人单纯采用这种既危险又破坏稳定因素的手术方式。

（一）非手术治疗

采用非手术治疗的新鲜的损伤，是一种合理的治疗方法。不管骨折是否稳定，都可以获得满意的疗效。其方法是在骨折诊断确定后，用颅骨牵引或Glisson 枕颌带牵引，重量为 3~5kg。牵引的作用是可减少或解除枕骨髁和枢椎对寰椎骨折块的压力，并使分离的侧块与前后弓断端接触，有利于骨折的复位和愈合。

自 Halo 支架应用于颈椎固定后，许多学者愿意采用这种装置来控制上颈椎损伤后的稳定。尤其对并发横韧带断裂的不稳定性寰椎爆裂性骨折，Halo 头盆环具有保持枕-寰区域的高度稳定作用。必须使骨折有充分愈合时间，通常要3~5 个月。骨折愈合还应用颈托继续保护一个时期。

（二）手术治疗

为获得伤后枕寰枢区永久性稳定，有些学者积极主张手术治疗。手术方法有两种，即寰枢间融合术和枕颈融合术。

1. 寰枢间融合术

包括传统、改良的 Gallie 和 Brooks 手术方法。寰枢间融合术不能用于新鲜的寰椎骨折，必须等待后弓与两侧块牢固地骨性愈合后施行。其方法如下：

（1）切口：自枕骨粗隆下 2cm，沿中线通过发际抵 C_4 棘突，切开皮肤、皮下，用电凝止血。

（2）枢椎棘突和椎板的显露：沿中线于项韧带基部做潜行切割分离，自 C_2、C_3 棘突一侧切断肌肉止点，用骨膜剥离器从棘突侧方及椎板做钝性骨膜下剥离，用干纱布条填充止血，将项韧带推向对侧。同法剥离对侧。用自动拉钩牵开固定，C_2、C_3 棘突和椎板即充分显露。

（3）寰椎后弓的显露：自枢椎椎板两侧方切割肌肉附着部，沿正中线切开枕颈交界部肌肉层和疏松结缔组织，用手指可在枕骨大孔后缘与 C_2 椎板间触及寰椎后弓结节，切开枕寰间韧带和纤维组织，即用小型锐利剥离器细心加以剥离。切开后弓骨膜并做骨膜下剥离，剥离范围应在后结节两侧不超过 1.5cm，以避免损伤椎动脉第 3 段（即裸露段）。

（4）植骨融合和钢丝结扎：

1）Gallie 法及改良法：剥离寰椎后弓，用长柄尖刀自寰椎所显露的后弓上缘，谨慎切开与枕寰后膜的粘连，将神经剥离子伸入其间隙，紧贴后弓深面充分剥离。

寰椎椎弓完整者，将其下缘用咬骨钳咬除皮质骨，制成骨粗糙面，枢椎上缘包括椎板和棘突同法制备出骨粗糙面。

将自体髂骨修剪成两块楔形骨块，其高度为 8～10mm，楔形上下面均为松质骨，底面为皮质骨。

使用优质中号钢丝，用钩状导引器或动脉瘤针将双股钢丝自寰椎后弓的一侧深面自上而下穿越并在后弓的后上方与钢丝尾端套入收紧，同法贯穿另一侧钢丝。将 2 块楔形骨块嵌入寰枢椎两侧，固定在寰椎后弓的钢丝分别从楔形骨块表面通过，再穿过 C_2 棘突，收紧后结扎，并保证寰椎后弓和枢椎椎板间隙为 8～10mm。

近年有多种改良方法，如 Fielding 法，大块骨块嵌入寰枢椎之间，或在寰枢椎后弓和椎板间植骨，再以钢丝固定。其基本技术多属于 Gallie 法技术操作。

2）Brooks 法及改良法：与 Gallie 法不同的是钢丝自寰椎后弓穿出后，再贯穿枢椎椎板下方，植骨时将植骨块松质骨面朝向寰椎后弓和枢椎椎板。骨块下方咬一豁口，恰好与枢椎椎弓基底相嵌收紧，并结扎钢丝。根据 Brooks 法基本原理，采用不同形状的植骨块，钢丝的结扎形式也不同。

此外，还有侧块螺钉、Apofix 夹等将寰枢椎后结构植骨融合的内固定法。

2. 枕颈融合术

枕颈融合术方法多种多样，这里仅介绍枕骨瓣翻转及自体髂骨移植法。

患者俯卧于石膏床内。全身麻醉或局部麻醉。做枕后结节至颈动脉的后正中切口。暴露寰椎后弓和枢椎椎板。

自枕骨大孔后缘上方 6cm 处，即枕骨结节下方双侧，用锐利骨刀向下凿取 1～1.2cm 宽的 2 枚骨瓣，其深度限于枕骨外板，向下至枕骨大孔后上方 2cm。将骨瓣向下翻转折曲，盖住 $C_{1\sim2}$ 椎板，保持骨瓣连接处不折断。

将自体髂骨片移植到骨瓣浅面，上至骨瓣折曲处，下达 C_3 的椎板和棘突表面。逐层缝合创口。术后维持石膏床内的体位并借助石膏床翻身，1 个月后可以用头颈胸石膏固定。

第二节　齿突骨折

枢椎齿突骨折是一种累及寰枢椎区稳定性的严重损伤，由于局部解剖学上的特殊性，其不愈合率较高，日后不稳定的持续存在，可能导致急性或迟发性颈髓压迫并危及生命。

一、解剖概述

胚胎时期的齿突为一向上直立的软骨性突起，约在第 6 个月出现位于两侧的骨化中心，出生时通常已融合为一圆柱，但在尖端仍有一裂隙遗留呈凹状；至 2 岁又出现一骨化中心，完成骨化时间一般不超过 12 岁。枢椎椎体与齿突的基底部由一软骨板分开，4 岁开始骨化，7 岁时形成骨性连结，但大约有 1/4 的软骨板骨化不完全，致使齿突与椎体间有部分软骨存留。齿突血供也具特殊性，基底部骨折后极易发生骨折不愈合（图 5–5）。

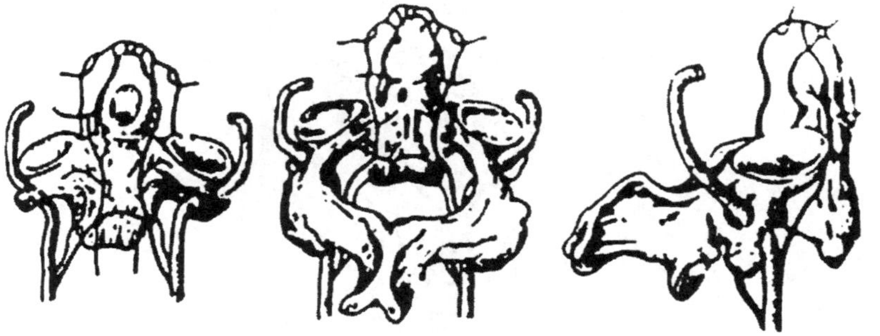

图 5–5 齿突的血供图

齿突是枕寰枢椎的骨性中轴，长 14~16mm，被寰椎横韧带束缚在前弓的内面并与前弓和韧带分别构成关节。其两侧和尖部分别有翼状韧带附着并止于枕骨大孔前缘和枕骨髁的内侧面。齿突对于寰枢椎稳定具有重要作用，它与横韧带以及其他韧带一起共同限制着寰枢椎的过度活动。例如，当上颈椎屈曲至一定程度时，齿突即与枕骨大孔前缘相抵触，使屈曲活动受到阻碍，从而防止因寰枢椎过度活动引起颈髓损伤。

二、病因和损伤机制

齿突骨折在成人的颈椎损伤中占 10%~15%，而尽管小儿颈椎损伤并不常见，但齿突骨折所占比例却相当高。Althoff 在生物力学实验中用尸体颈椎标本进行研究，分别对寰枢关节施加过屈、过伸及水平剪切等负荷，结果均未能造成齿突的骨折。因此他认为前、后水平方面的外力主要引起韧带结构的破坏或 Jefferson 骨折，而不引起齿突骨折。研究还表明，引起齿突骨折不同类型的负荷量由小至大依次为：水平剪切+轴向压缩，来自前侧方或后侧方与矢状面呈 45°的打击，与矢状面成直角的侧方打击。因此提出水平剪切与轴向压缩力的共同作用是造成齿突骨折的主要机制。而 Mouradin 在实验中加载寰枢椎侧弯造成齿突骨折，并认为寰椎侧块撞击所产生的剪切力可能起重要作用（图 5–6）。

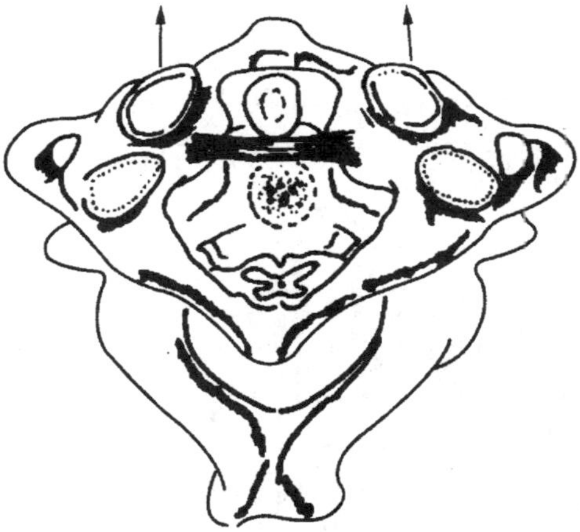

图 5-6　剪切暴力致齿突骨折

骨折类型：尽管对于齿突骨折已有多种分类，目前在临床上多采用 Anderson-D′Alonzo 分类，即根据骨折部位分成 3 型（图 5-7）。Ⅰ型：齿突尖端翼状韧带附着部的斜形骨折，约占 4%；Ⅱ型：齿突与枢椎椎体连结处的骨折，占 65%；Ⅲ型：枢椎体部骨折，这一部分相当于胚胎时期前寰椎与尾侧颈 2 体节融合处，占 31%。多数学者认为以这种分类方法为基础，结合患者的年龄、骨折移位的方向等因素能够判断骨折的预后并选择有效的治疗方法。而其他的分类方法尚未被广泛承认和应用。

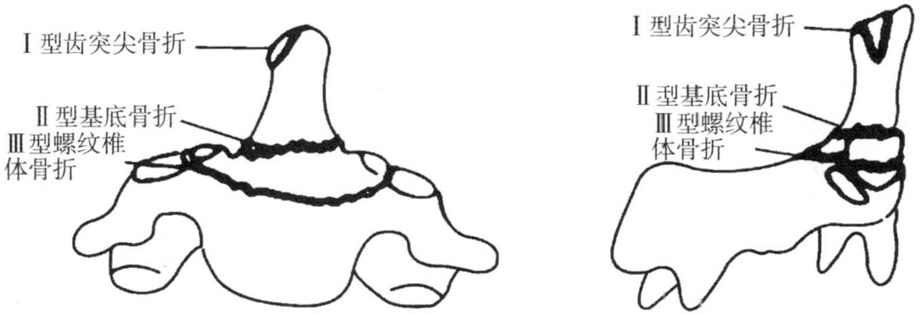

图 5-7　齿突骨折 Anderson 分型

三、临床表现

枕部和颈后部疼痛是最常见的临床症状，并常有枕大神经分布区域的放射痛。颈部僵硬呈强迫位置，典型的体征为患者以手扶持头部可缓解疼痛，但在临床上并不常见。有 15%～33% 的患者有神经系统的症状和异常体征，其中以轻度截瘫和神经痛最为常见，严重者还可发生呼吸骤停，多见于老年人，常常当即死亡。

X线检查是诊断齿突骨折的主要手段和依据。上颈椎的常规检查应包括正、侧位片和开口位片，如疑有齿突骨折应进一步摄断层片或行CT扫描。齿突和脊髓各占据椎管矢状径的1/3，而其余1/3为缓冲间隙。成人寰椎前结节后缘与齿突之间的距离（寰齿间距）一般为2~3mm，而儿童略偏大，为3~4mm，超出这一范围即应考虑有齿突骨折和（或）韧带结构的断裂。有时引起向前水平位移的负荷首先引起骨的破坏而非韧带断裂，但Fielding研究中发现，横韧带断裂时也可无齿突骨折。在Ⅱ型齿突骨折时骨折断端间的接触面积要小于X线片所显示的范围。骨折段向后移位4mm可减少接触面积50%，如同时有侧方移位则将使接触面积进一步减少。如两个方向和移位均不超过2mm，接触面积将在64%以上。

四、诊断和鉴别诊断

详尽准确的损伤史和局部的检查，常能使医师考虑到这种损伤存在的可能。

早期诊断十分重要，尤其无移位的齿突骨折，常常因满足于常规拍片未发现骨折而误诊；有时虽已拍摄开口位片，但因拍片角度不合适，齿突骨折处显示不清或多重骨影掩盖等因素而漏诊。对有临床上可疑者必须密切观察，随时复查，必要时多次拍开口位断层片。有学者经常遇到损伤后未能及时发现骨折，日后经复查反复摄片再确诊的病例已为陈旧性骨折，给治疗带来困难。

清晰的开口位片可以显示齿突骨折及其骨折的类型，侧位片能够显示寰枢椎是否脱位。必须注意齿突骨折可能并发寰椎骨折。

五、治疗

根据骨折类型和移位程度及影响骨折愈合因素进行综合考虑，采取相应的治疗方法。

（一）非手术治疗

对新鲜骨折，采用牵引复位+头颈胸石膏固定。牵引重量通常为1.5~2kg，牵引方向应根据骨折移位情况而定，2~3天后摄片复查，尤其前后位及侧位片，了解骨折复位情况，必要时可将牵引位置进行适当调整。一经获得良好复位即可取正中位，维持牵引3~4周，然后在维持牵引下取仰卧位施行头颈胸石膏固定，持续3~4个月。拆除石膏后，再摄X线片了解骨折复位情况，并常规采用石膏或塑料颈托保护2~3个月。

Ⅰ型齿突骨折较少见且稳定性较好，因而采用简单的局部制动多能达到骨性愈合而无后遗症；对于Ⅲ型骨折则几乎都用坚强的外固定如 Halo 支具等；Ⅱ型骨折晚期骨不连的发生率最高，因此目前争论的焦点也多集中在对Ⅱ型的治疗。

近来，一些学者采用 Halo 支具固定治疗齿突骨折，能够保持高度的稳定作用，并也获得较好的效果，但这种装置的安装给患者带来不便，穿钉和固定的并发症并非少见，安装技术也比较复杂。虽然头颈胸石膏日后可能发生少许松动而不如 Halo 支具固定那样稳定，但是头颈胸石膏是以枕颌部和肩部为支点，能够保持骨折端的生理压缩性接触，对骨折愈合是有益的。

（二）手术治疗

齿突骨折及由此引起的不连接是寰枢椎不稳定的主要原因之一，尽管对于新鲜的齿突骨折特别是Ⅱ型和有移位骨折的处理意见尚未统一，但通常认为融合术的指征是：①颈脊髓损伤。②持续的颈部症状。③骨折不愈合且移位超过 4mm，寰齿间距大于 5mm。融合方法的选择也不一致。从生物力学的观点看，枕颈融合并不合理，但由于其易于操作且稳定性好而仍为不少学者所采用。

对于陈旧性骨折并发寰椎脱位，术前应细心地检查寰椎移位情况，并摄动态 X 线片以了解寰椎移位是否具有可复性。颅骨牵引 1 周后摄片，在持续牵引中，一些移位严重者均可出现不同程度的复位。多数病例可得到较满意复位。因此，术前耐心观察对选择治疗方法极为有利。一经复位便可立即应用寰枢椎融合，而避免枕颈融合。

寰枢融合的术式主要有 2 种：一是 Gallie 首先采用的寰椎后弓与枢椎椎板间中线植骨的方法；二是 Brooks 和 Jenkins 于棘突两侧植楔形骨的方法，前面已作过详尽介绍。有的学者采用前路经枢椎椎体插入螺钉直接将齿突固定。

第三节　枢椎创伤性滑脱

枢椎椎弓骨折后，两骨折段分离，椎体可发生脱位，故又称之为“创伤性枢椎滑脱”（TraumaticSpondylolisthesis of The Axis）。

枢椎骨折包括椎体和附件骨折。椎弓骨折和椎体脱位是于 1866 年由 Haughton 在 1 名被处绞刑的罪犯身上第一次被发现并描述的。1931 年，Wood-Jones 注意到在绞刑中将绞索的绳结置于颏下总是造成同一种致命的枢椎骨折/脱位（双侧椎弓根骨折）。1965 年，Schneider 等于汽车事故和其他突然减速的事故（如跳水时额部触及池底）中发现了同样的损伤，而第一次提出术语绞刑者（Hangman）骨折，并作为这种损伤的称谓，逐渐被众多学者所采用。也有人对此提出异议，如 Nijima 认为这个术语不准确，因为“hangman”的定义是

“一个吊起另一个人的人”（即绞刑执行者），按照 Garfin 和 Rothman 的观点，这种损伤（绞刑者骨折）是每名绞刑执行者力争达到的一种情况，因而建议将其更名为绞死者（hangedman）骨折。实际上，这种损伤常表现为枢椎前脱位，因此更为适合的名称应是“创伤性枢椎滑脱”。因为创伤的结果是枢椎的后结构发生骨折，其基本概念应为：枢椎双侧椎弓根骨折，伴或不伴前滑脱，如有脱位则应为创伤性枢椎滑脱。

一、概述和生物力学特点

枢椎作为整个枕颈部复合体与下位颈椎的连接部，在脊柱的生物力学功能方面有很重要的意义。其前柱的上部是齿突，与寰椎前弓和横韧带及其他附属结构构成寰枢关节；下方借椎间盘和前、后纵韧带与 C_3 椎体连结；其后柱的椎板和棘突均较为宽厚、坚实，棘突较长且尾部分叉，与其他颈椎棘突有明显的形态上的区别，在颈椎后路手术中，可作为定位的解剖标志；其中柱则较为薄弱，上关节突靠前，下关节突靠后，两关节突之间为一狭窄的骨质连结，通常称为峡部，其间又有一椎动脉孔穿越，在解剖上属于一个脆弱部位。

从生物力学观点上看，一个轴向的压力从上到下呈漏斗状，到枢椎平面合为一条力线，通过峡部（图 5-8）。一个伸展力量作用于齿突产生一个集中点，迫使它在矢状面上绕 X 轴旋转，这个力依靠两个力平衡：一边是张力，作用于前纵韧带、椎间盘和后纵韧带；另一边是压力，作用于 C_2、C_3 的小关节突关节。这两个相等和相对的力产生了一个平衡点，位于枢椎上、下关节突之间的峡部，恰好也是解剖上的薄弱处，当应力超出其极限时，将导致骨折。

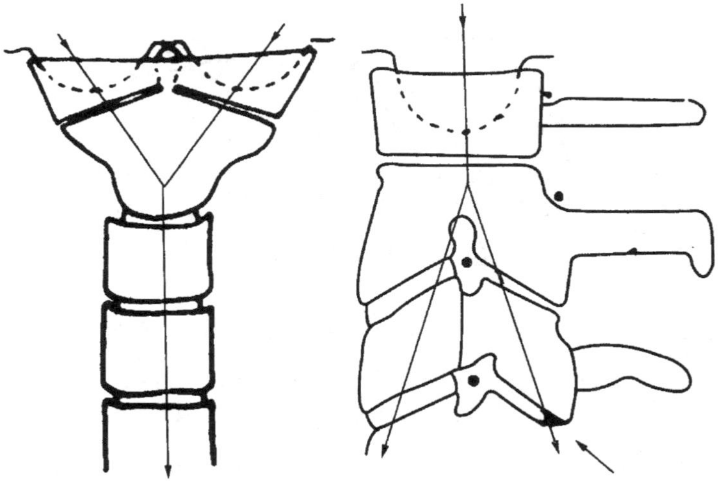

图 5-8　自下而上的暴力以枢椎椎弓为焦点造成骨折

二、病因和发病机制

主要的损伤机制为以下两点。

1. 超伸展外力是枢椎椎弓部断裂的一个主要的损伤机制。

2. 绞刑中使用颊下绳结的机制。

已有大量的研究确定这种损伤，称为绞刑者骨折，骨折发生在侧块最前面的部分，或进入椎弓根，并有前纵韧带、椎间盘和后纵韧带的断裂。其损伤机制是过伸加上突然和猛烈的牵张暴力，造成颅颈分离（图 5-9），即枢椎椎体和颅寰结构作为一个整体向上分离，后方的枢椎后结构与 C_3 的连结仍是完整的，常造成脊髓横断并立即死亡。但也有承受了这种损伤的一些报道，仅存在有短暂的神经症状。这个区别被解释为负荷方向和重量，以及施加时间不同所致。

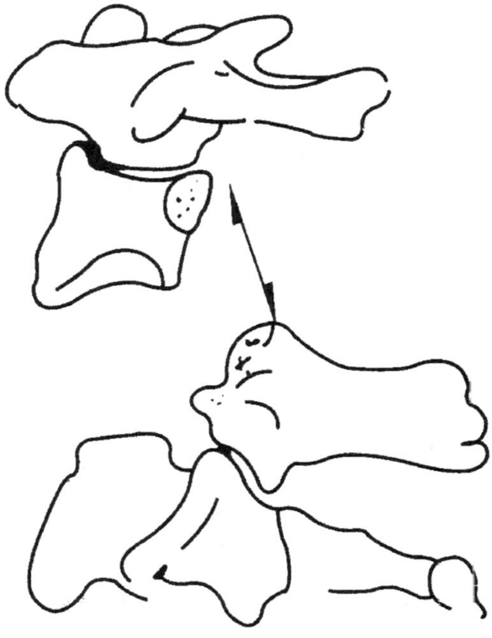

图 5-9　颅颈分离示意图

在车祸或跳水事故中，损伤机制为过伸和轴向压缩暴力。过伸是由于身体前冲，前额撞击在倾斜的车窗玻璃或游泳池底所致，也涉及了轴向的压力，可能还有旋转的成分。相当多的枢椎骨折伴随 C_3 椎体压缩性骨折。还有不能用一种简单的伸展机制来解释的损伤，如低位颈椎的关节突骨折，这提示轴向压应力的存在。与绞刑中过伸伴收紧和牵张暴力相反，汽车事故或其他减速事故中是过伸伴轴向压缩暴力作用于枢椎。

屈曲损伤也可能是绞刑者骨折的原因，但这种情况较少。

实际上，枢椎椎弓根骨折，其损伤的各种外力组合依据涉及的具体暴力矢量而定，包括暴力的大小、方向、作用点及作用时间。总的来说，暴力到达时脊柱各结构的位置，特殊患者其脊柱结构的独特的力学特征都决定了特别的损伤、破坏的结构部位和移位的程度（图 5-10）。当观察到创伤性枢椎前滑脱时，X 轴的弯曲是致伤暴力的主要组成部位，而最可能涉及的机制是过伸性暴力。

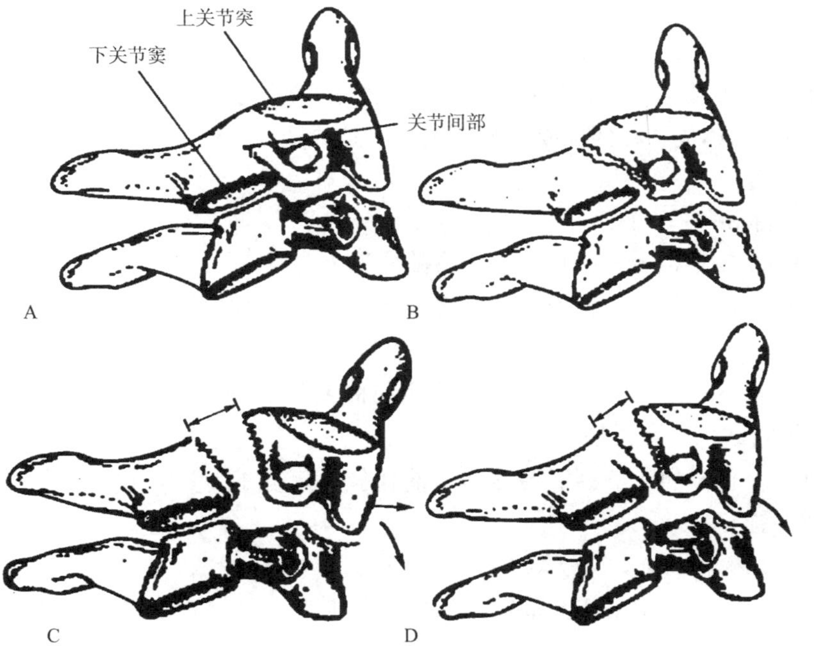

图 5-10　不同暴力所致不同程度的移位

注：A. 完整枢椎；B. 枢椎椎弓骨折；C. 骨折块向前下方移位；D. 骨折块向下方移位

三、骨折分类和临床表现

（一）分类

1. Francis 分类

直到 20 世纪 80 年代，才有人提出绞刑者骨折分类的标准。首先是 Francis 等按照骨折移位、成角和韧带的不稳定情况将绞刑者骨折分为 5 个等级（表 5-1）。移位的测量是在侧位片上 C_2、C_3 椎体后下缘分别划垂线，测量垂线距离；成角 C_2、C_3 椎体后缘分别划线，测量两线交角的度数。

表 5-1 绞刑者骨折的 Francis 分类

等级	移位（mm）	成角（°）
Ⅰ	<3.5	<11
Ⅱ	<3.5	>11
Ⅲ	>3.5 或<1/2 椎体宽度	<11
Ⅳ	>3.5 或>1/2 椎体宽度	>11
Ⅴ	椎间盘破裂	

Ⅰ级骨折被认为是稳定的；Ⅱ～Ⅳ级骨折是不稳定的；Ⅴ级骨折意味着移位超过 C_3 椎体矢状径的 50%或成角畸形已造成至少一侧 $C_{2\sim3}$间隙大于正常颈椎间盘的高度。

2. Effendi 分类

Effendi 等根据骨折的稳定程度将其分为 3 型。

Ⅰ型：稳定骨折，骨折线可以涉及椎弓的任何部位，$C_{2\sim3}$椎体间结构是正常的。

Ⅱ型：不稳定骨折，枢椎椎体显示屈曲或伸展的成角或明显的向前滑脱，$C_{2\sim3}$椎体间结构已有损伤。

Ⅲ型：移位的骨折，枢椎椎体向前移位并有屈曲，$C_{2\sim3}$小关节突关节发生脱位或交锁。

3. Levine 和 Edwards 分类

1985 年，Levine 和 Edwards 根据骨折的形态和稳定程度结合损伤机制将创伤性枢椎滑脱分为 4 型。

Ⅰ型：骨折有轻微的移位，韧带损伤轻微，是稳定的骨折，占 28.8%。损伤机制是过伸加轴向负荷造成枢椎椎弓在伸展位上断裂。

Ⅱ型：骨折有超过 2mm 的前移和不显著的成角，是稳定骨折，占 55.8%。损伤机制是过伸和轴向负荷引起椎弓近乎垂直的骨折，随后突然的屈曲导致椎间盘的后部纤维伸展和椎体的前移和成角，$C_{2\sim3}$椎间盘可因这种损伤机制中涉及的突然屈曲成分而破裂。

Ⅲ型：Ⅲ型骨折是Ⅱ型骨折一种变型，$C_{2\sim3}$间显示严重的成角和轻度的前移，骨折线通常不是垂直，而是从后上到前下斜形通过枢椎椎弓，占 5.8%。损伤机制是屈曲占主要成分并伴有牵张成分的暴力。

Ⅳ型：双侧椎弓根骨折伴后侧小关节突的损伤，通常伴有椎弓骨折的严重移位和成角，以及一侧或两侧的小关节突脱位，占 9.6%。损伤机制是屈曲暴力加轴向压缩。

通常认为，Levine 和 Edwards 的分类方法结合了骨折形态和损伤机制，对治疗方法的选择有指导意义。

从解剖角度看，创伤性枢椎前滑脱是十分危险的损伤，但神经损害的发生率相对较低，甚至有时令人难以置信。如 Levine 的 52 例中仅有 4 例伴颈脊髓损伤，而不相关的神经损伤如闭合性颅脑伤有 11 例。Brashear 的 29 例此类骨折患者，1 例左上肢瘫痪，6 小时后恢复；1 例全身暂时性麻木；1 例脊髓中央管综合征，5 周后仅残留左上肢无力；另有 1 例四肢瘫痪，25 天后完全恢复。也有神经损害发生率相对较高的报道。Tan 报道的 31 例患者中 20 例无症状，7 例不完全四肢瘫痪（3 例中央管综合征），2 例不完全截瘫，2 例 Brown-Sequard 综合征，2 例完全的膀胱功能障碍。Marar 的 15 例中 11 例伴发不同程度的神经损害，其中 6 例 24 小时后即告恢复，5 例时间稍长，但在 3 天至 3 个月内也全获得恢复。

此类损伤的神经损害发生率和损害程度较低可能是由于前方骨折块向前移位产生椎弓缺损并造成实际上椎管的扩大，脊髓也随之前移，而免受了寰椎后弓的压迫。但当骨折线累及枢椎椎体时，枢椎椎体后下方骨质仍留在原位，则出现了脊髓受压的危险。

（二）临床表现

最常见的症状是颈部疼痛和僵硬。其次是四肢麻木和无力。另一临床特点是并发有头和颌面部的损伤，位于前额或下颏，多为皮肤挫伤。有时可有其他椎体和长骨的骨折。如 Tan 的 31 例中有 18 例伴额部软组织的损伤，15 例有其他椎体（5 例）和长骨（10 例）骨折。Levine 的 52 例中也有 13 例其他部位骨折。此外，Okuchi 报道 1 例并发右侧椎动静脉瘘。

四、诊断

诊断程序包括：①骨折的分类。②有无神经损伤。③有无伴随伤。④是否为多发伤。

1. 普通 X 线检查

包括颈椎常规片和断层片。创伤性枢椎前滑脱的诊断主要依靠侧位片，侧位片可清楚显示骨折线及移位和成角的情况，据此可做出骨折类型的影像学诊断。在医师陪同保护指导下，谨慎做颈椎伸、屈位拍片，可进一步提供骨折稳定情况的信息。有时尚需做断层检查才能清楚显示骨折线。X 线的典型表现是双侧枢椎椎弓根骨折，骨折线呈垂直或斜形，枢椎椎体可有不同程度的移位和成角畸形。另需注意寰椎、下颈椎有无伴随骨折，对婴幼儿还需注意枢椎椎弓根先天性缺损或软骨连结的可能。检查其他损伤部位可了解有无多发伤的情况。

2. CT 扫描检查

CT 可清楚显示骨折线、移位情况及与椎管的关系。CT 三维重建有助于对骨折形态的全面了解。

3. MRI 成像

MRI 检查可了解脊髓及周围软组织的情况，对整个损伤可有全面的评估，并为手术入路的选择提供依据。

在整个颈椎骨折脱位中，创伤性枢椎前滑脱占 4%～7%，如缺乏准确的外伤史或对该损伤特点认识不足，会造成漏诊。有时损伤较为复杂，伴有多发伤，尤其是存在明显的致命性非颈部伤时，更会引开医师的注意力，而造成颈椎伤被忽视。

再次强调颈椎常规片对外伤后颈部疼痛患者的重要性。对可疑的患者不要放过，应反复检查直到肯定或排除诊断为止。通过详细的病史了解和体格检查，掌握暴力的作用点及方向，结合影像学检查，判断其损伤机制，并可指导治疗方案的选择。

五、治疗

治疗方法的选择取决于骨折的稳定程度，大多数创伤性枢椎前滑脱患者采用密切关注的非手术治疗可以获得仅有最小畸形的坚固的骨性愈合，不融合的发生率很低。

（一）非手术治疗

非手术治疗包括头颈胸石膏、石膏颈托、Halo 支架和牵引。

1. 稳定骨折（Levine-Edwards Ⅰ型）

可直接采用石膏固定 12 周，拍片复查获得骨性愈合后改用颈托固定 6 周。

2. 不稳定骨折（Levine-Edwards Ⅱ型）

可行牵引复位，入院后行床边拍片，观察搬运途中有无移位，可从小重量开始牵引，起始 2kg，渐加重到 4～5kg。根据损伤机制、移位和成角情况选择牵引方向及颈部位置，密切进行 X 线复查了解牵引效果，如发现牵引后移位加重或过牵，需立即调整，减轻重量或改变牵引方向，观察到复位后，改中立位牵引 2kg 维持 3～6 周，以制动和维持复位，然后带 Halo 支架下地活动。注意在骨折初期，Halo 支具并不能取得和维持复位，过早带 Halo 支具下地可能造成再移位。待伤后 3 个月期满后，骨折常能愈合，并带有一个最初的间隙，C_2、C_3 常自发融合。

对 Levine-Edwards ⅡA 型骨折的识别是重要的，此型骨折患者行牵引治疗后会造成 C_2、C_3 分离和移位加重，推荐的治疗是 Halo 支具制动并在影像学监测下施行轻度的加压，以取得和维持解剖复位。在X线片显示已获得解剖复位后继续Halo支具制动12周，观察到骨折愈合后，改用塑料颈托维持6周。

在影像学检查提示C_2、C_3的纤维环和韧带已有断裂的情况下，牵引可能产生较大的过牵。但也有原始X线片显示较大的C_2、C_3分离而采用牵引获得接近解剖复位的报告。显然，小心的、轻重量的牵引可以在外固定前或手术前采用，以改进复位，解除肌肉痉挛和获得软组织的修复，但必须在密切观察之下，一旦发现过牵，需立即停止。

（二）手术治疗

Levine-EdwardsⅢ型骨折是唯一需要手术治疗的绞刑者骨折，因后方的小关节突骨折和脱位若不予复位，可引起持续的颈部疼痛。可进行后路手术复位及"∞"字钢丝固定植骨融合术，然后以Halo支具制动，以获得植骨的融合和骨折的愈合。C_2、C_3前方韧带和椎间盘的断裂，可造成该节段的极度不稳，有时牵引难以维持复位，需进行手术固定，术式有后路椎弓根钉内固定术、$C_{2\sim3}$开槽植骨融合术、前路钢板内固定术。术后给予有效的外固定制动作为保护，直到有骨性融合的X线表现。手术的目的是减压、复位及提供稳定。Matsumoto等报道1例累及枢椎椎体的枢椎椎弓根骨折患者，MRI提示脊髓压迫来自枕骨大孔和寰椎后弓，开始进行颅骨牵引治疗，几天后拍片复查见未复位，而神经症状加重，行枕骨大孔减压、寰椎后弓切除减压、枕-颈融合术，并以Halo支具制动，术后几天神经症状改善，术后12周X线显示牢固的融合，此后改用颈托保护。此时复查MRI，提示高位颈脊髓已获减压，膜下间隙正常。

关于创伤性枢椎前滑脱的预防，在汽车事故中安全带的使用可以大大减少这种损伤，当然，对交通法规的遵守是最有益处的。

第四节　枢椎骨折

一、枢椎侧块骨折

枢椎的侧块是齿突两侧骨膨大部，其表面为关节面并与寰椎下关节面构成寰枢关节，侧块后外方为椎间孔，有椎动脉通过。侧块骨折为一种较少见的损伤，损伤机制与寰椎椎弓骨折基本相似，垂直压缩和侧方屈曲为其主要暴力方式（图5-11）。

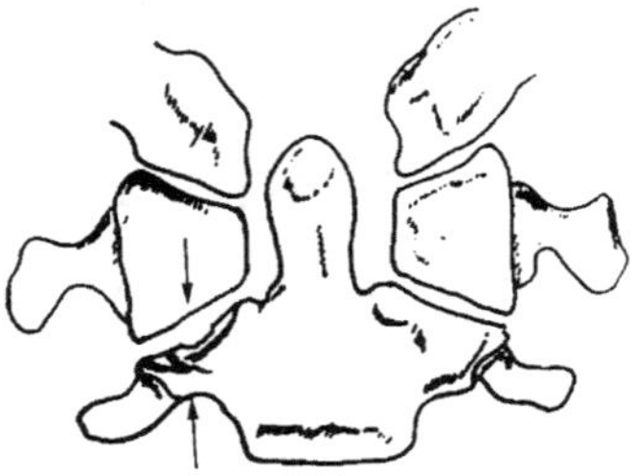

图 5-11　枢椎侧块骨折

颈部或枕部疼痛和头颈活动受限为主要局部临床表现。极少并发脊髓或神经根损伤，尽管并发 C_1、C_2 其他部位损伤，较少出现神经症状。

治疗主要依据损伤严重程度来选择合适治疗方法：①轻度压缩骨折而无移位者，仅需要颈领固定直至骨折愈合。②侧块严重骨折者，需要牵引复位。③关节面不平的陈旧性损伤，并发有退行性改变及存在不稳定因素，且有局部疼痛或功能受限者，需要寰枢椎固定融合。

二、枢椎椎体骨折

关于枢椎椎体骨折的报道不多，实际上这种损伤并非不常见，只是散在于绞刑者骨折和齿突骨折的专题报道中，一些非典型的绞刑者骨折的报道实际上是枢椎椎体骨折，而 Anderson-D′Alonzo 分类的Ⅲ型齿突骨折从其定义上就是枢椎椎体骨折，确切地讲并非齿突骨折。

（一）病因、分类和损伤机制

枢椎椎体骨折位于齿突基底部和双侧椎弓根之间，按照骨折的形态，可分为 3 型。

Ⅰ型：骨折线呈冠状排列的垂直的枢椎椎体骨折，其机制包括以下五点。

1. 较引起绞刑者骨折的暴力略少伸展，并伴较小的轴向负荷的暴力作用引起枢椎椎体背侧部位的垂直骨折。

2. 主要的轴向压缩负荷加伸展暴力作用于额顶部，从而引起椎体后背侧部位的垂直骨折加 $C_{2\sim3}$ 椎间盘前部断裂，C_2 椎体前下缘撕脱骨折，伴 C_1 和 C_2 大部分椎体的过伸（但往往不能表现出骨折）。

3. 屈曲暴力加轴向负荷作用于枕顶部，引起颈-椎体侧垂直骨折，椎间盘断裂，C_2 复合体（寰椎和枢椎大部分椎体）前移和前纵韧带撕裂。

4. 屈曲加牵张暴力可引起枢椎椎体后部骨折，椎间盘部分断裂和 C_2 复合体屈曲。

5. 一个急性过伸和旋转的暴力。Schneider 等曾描述了 1 例类似的骨折，是因绞索套的绳结放置于耳下位置而发生的。

Ⅱ型：骨折线呈矢状方向的垂直枢椎骨折，即枢椎侧块骨折或枢椎上关节突骨折，其损伤机制是轴向压缩和侧屈暴力通过枕骨肌传导到寰椎侧块再传递到枢椎侧块，引起压缩性骨折。

Ⅲ型：骨折线呈水平方向的椎体部骨折，即齿突Ⅲ型骨折，此处不做赘述。

（二）临床表现和诊断

枢椎椎体骨折的临床表现特点按骨折类型有所不同。

1. Ⅰ型骨折的患者伴随神经损害的概率较高。

2. 枢椎椎体前半部分连同寰椎移位，而枢椎椎体后侧骨折碎片仍留在原位，从而造成脊髓受压的危险，但也有神经功能完整仅有颈部剧烈疼痛为主要症状者。

3. Ⅱ型骨折的患者一般不伴有神经损害症状，仅有局部症状，颈部疼痛、僵硬。

诊断时应根据准确、详尽的病史，体格检查并结合多种影像学检查结果综合研究。

（三）鉴别诊断

普通X线检查中，颈椎侧位片和矢状面的断层片对Ⅰ型骨折的诊断非常有用。侧位片可显示骨折线通过枢椎椎体背侧，椎体的前方大部分和寰椎一道向前移位，并伴屈曲或伸展的成角畸形，而其椎体后、下部分仍在原处，位于C_3椎体上方的正常位置，断层片可清楚显示骨折线及骨折块移位的情况。开口位片和冠状面的断层片对Ⅱ型骨折的诊断非常有价值，可显示枢椎侧块塌陷、寰椎侧块进入枢椎上关节面。

CT及CT三维重建对了解骨折的全面信息非常重要。MRI对软组织的良好分辨率使其在脊髓损伤中使用广泛；同样，在枢椎椎体骨折患者中，MRI可清楚显示脊髓损伤和受压的情况。

（四）治疗

1. 枢椎椎体骨折的治疗应以保守治疗为主

根据每名患者的独特的损伤机制，采取不同的治疗。对无神经损害、无明显移位的患者进行石膏固定；有移位的患者进行牵引复位，注意事项同绞刑者骨折的治疗。对屈曲加牵张暴力所致损伤的患者，牵引可能造成移位加重或过牵，需改用Halo支架固定，并在影像学监视下略做加压。对伴有神经损害的患者，可先进行牵引复位，密切观察，同时进行多种的影像学检查明确骨折移位情况和脊髓受压情况，如能复位，症状改善，可继续维持牵引。

2. 手术治疗

如症状无改善或症状改善后停滞，则根据影像学检查所显示脊髓压迫的部位选择手术的入路及术式。对Ⅱ型骨折不能复位者，为防止长期的不稳、畸形愈合和退变性寰枢关节炎也可考虑行后路融合手术。

第六章

下颈椎损伤

第一节　单纯椎体楔形压缩骨折

屈曲暴力伴垂直压缩外力的协同作用，可导致受力节段的椎体相互挤压引起椎体楔形骨折。这种损伤可在任何椎体发生，但多见于 $C_{4\sim6}$椎体。

一、发生机制

当垂直外力作用时，上下颈椎的终板相互挤压，致受压缩力大的椎体前部皮质压缩骨折，随之受累椎体的前缘骨松质也同时被压缩变窄，椎体垂直高度将减小。除椎体受压骨折外，后结构的小关节也可能发生骨折。由于脊椎后结构承受张应力，后韧带复合体也常发生撕裂。

二、病理改变

如果压缩骨折的椎体仅限于前柱即椎体前部，则椎管形态不会发生改变，脊髓也极少受到损伤。若并发椎间盘损伤并向椎管突出，则导致脊髓受压。典型的表现为椎体的压缩性骨折以及棘间、棘上韧带断裂。按照暴力大小不同，可以分为 5 度（图 6-1）。

三、临床表现

临床表现主要以局部症状表现为主。疼痛使运动功能受限，有时头颈部呈前倾僵直状态。棘突和棘间隙有压痛。并发神经压迫者，表现出相应的神经系统症状和体征。但偶尔也可能出现脊髓受压症状。

正、侧位 X 线片显示损伤的椎体前部压缩，整个椎体呈楔形改变；有时可表现小关节突骨折。椎体密度增加应与肿瘤相鉴别，尤其在 MRI 成像上，注意与其他疾患鉴别。

四、治疗原则

轻度压缩骨折，可直接用头颈胸石膏、支具或石膏颈领固定。楔形变明显者，采用枕颌带牵引，颈椎略呈伸展位 20°~30°，减轻椎体前方压力，形成张应力，使之复位，并可使后结构复位愈合。

压缩的椎体复位是比较困难的，而后结构的修复对损伤节段的稳定，具有十分重要的意义。牵引 3 周后，改用头颈胸石膏或支具固定 2~3 个月。即使楔形变化的椎体没有恢复，由于具有坚强稳定的后结构，颈椎的运动功能也不会受到影响。如果发生脊髓压迫，则需要做进一步检查以确定致压原因，根据情况施行减压和稳定手术。通常采用切除损伤椎体减压及自体髂骨植入术，以恢复颈椎前柱高度和生理弯曲为目标，可同时应用内固定。

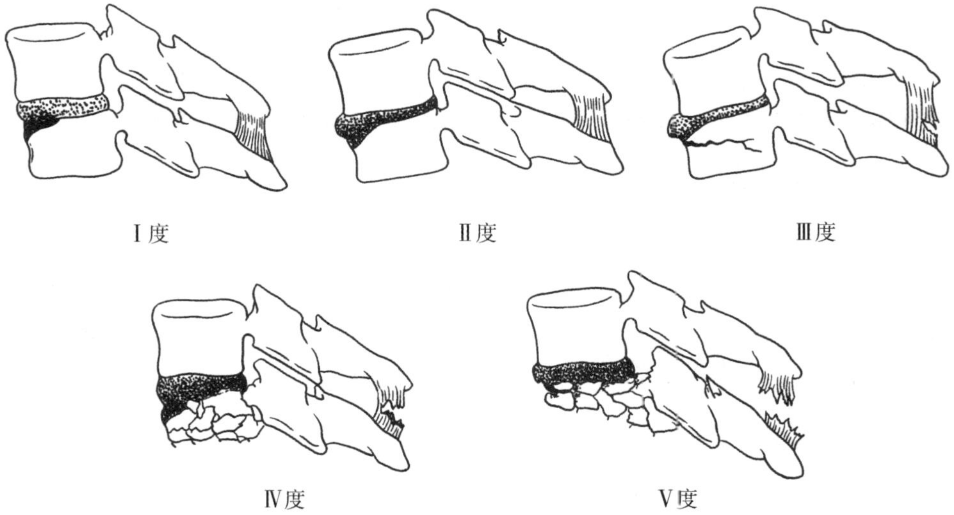

图 6-1　颈椎椎体压缩骨折

注：Ⅰ度：椎体前上缘受压缩而变钝；Ⅱ度：椎体前上缘受压，圆钝更明显，椎间盘可以轻度向前方挤压；Ⅲ度：在Ⅱ度的基础上，椎体出现横行骨折线，棘间韧带可以有部分撕脱；Ⅳ度：在Ⅲ度的基础上，椎体呈爆裂性骨折，椎体向后移位，突入椎管内伴后纵韧带损伤，但移位<3mm；Ⅴ度：在Ⅳ度基础上，椎体向后移位超过 5mm，棘间韧带完全断裂

第二节　垂直压缩性骨折

垂直压缩性（爆裂性）骨折指颈椎在中立位受到来自纵向的压缩性暴力作用，最为典型的是椎体的爆裂性骨折。这是一种很严重的椎体骨折，自 CT 扫描

技术应用以来，认识了椎体爆裂性骨折的横断层面的病理变化，提高了对此类损伤的认识和诊治水平。

一、发生机制

高处重物坠落打击或人体从高处跌落，头顶部撞击地面，是常见的致伤原因。颈椎在中立位时，突然受到来自垂直方向的暴力打击，外力通常自头顶传递到枕寰部和下颈椎，可以造成寰椎爆裂性骨折（Jefferson 骨折）。暴力自上而下，垂直通过椎间盘达椎体，也可能导致下颈椎椎体爆裂性骨折。骨折片自椎体中央向四周分离移位，前、后纵韧带同时破裂。垂直压缩骨折根据其损伤程度可以分为 3 度。暴力强度更大时，不但骨折块突向椎管内，造成脊髓损伤，同时还可能引起后方小关节、椎板和棘突的骨折。

二、病理改变

椎体爆裂性骨折实质上属于粉碎性骨折的一种类型。强大的暴力使周围韧带结构严重破坏，椎体的骨折碎片向外爆裂分离，骨折块既能向前方突出椎体前缘，又可向椎管移位，有时骨片挤进椎间孔，可引起脊髓和神经根损伤。

三、临床表现

1. 局部症状

颈部疼痛和运动功能丧失，压痛广泛，以损伤椎节的棘突和棘间压痛最明显。颈椎前方也可触及压痛。

2. 脊髓损伤症状

该损伤多比较严重，甚至造成脊髓完全性损伤。损伤平面以下感觉、运动和括约肌功能障碍。有时可引起脊髓前动脉损伤或压迫，导致脊髓前侧损害的特殊临床征象。

3. 神经根受压

出现肩臂和手部麻木、疼痛或感觉过敏，严重者肢体瘫痪。

4. 影像学表现

（1）X 线片的特征性表现是诊断的重要依据。侧位 X 线片显示椎体粉碎性骨折，骨折片向前凸出颈椎前缘弧线，向后突入椎管。颈椎生理弧度消失；正位片提示椎体压缩性骨折。

（2）CT 扫描的横断层面，可以清楚显示椎体爆裂的形态和分离移位的特点，尤其能显示骨折片在椎管内的大小和位置及其与脊髓之间的关系。

（3）下颈椎骨折，尤其是 $C_{6\sim7}$ 的骨折，有时由于患者肥胖颈短，肩部高耸，

X 线显示不满意，容易造成漏诊或误诊，注意一定要拍颈椎全长的正侧位片。

四、治疗原则

1. 非手术疗法　这种类型损伤多较严重，经急救和对并发伤的处理后，应施行颅骨牵引，纠正成角畸形，力图恢复颈椎的正常序列，但突入椎管的骨折片经牵引也很难复位。椎体爆裂性骨折，从其病理角度来说是一种不稳定性骨折，而且三柱均遭损伤。因此，牵引力不宜过大，以防损伤加重或损伤脊髓。任何试图加大重量牵引来获得复位的想法都是错误的，牵引的目的是制动和减少脊髓的再损伤，一般牵引重量为 4~5kg。

2. 手术治疗

（1）脊髓损伤多来自椎管前方骨性组织和椎间盘组织，应取颈前路减压。显露椎体前部，将粉碎的椎体骨折片，特别是突入椎管的骨碎片逐一加以清除。骨折椎体上下方椎间盘，包括软骨板在内一并挖出。取自体髂骨，其长度略长于减压范围的上下长度，将移植骨块嵌入其间隙，既有一定的支撑作用又有固定融合作用。如应用椎体撑开器，可使前柱高度和生理弧度的恢复更为理想，同时使用带锁钢板更有利损伤节段术后的稳定。

（2）手术后持续采用颈托固定 2~3 个月或颌颈石膏固定，直至骨折愈合，再采用颈托维持 3 个月。

（3）损伤早期施行急诊手术，必须有充分的术前准备和具备必要的手术条件。伤员全身状况准备，包括水电解质紊乱的纠正、保持呼吸道通畅。通常新鲜损伤，术中出血比较多，应予及时补充。

第三节　颈椎前半脱位

该损伤多发生在成年人，偶尔也见于小儿。这种损伤多半比较隐匿，容易被漏诊或误诊，应引起注意。实际上，这种半脱位提示维系椎节运动单元稳定结构破坏，是不稳定表现形式。

一、发生机制

屈曲性损伤暴力相对较小，其作用力尚不足以引起双侧关节突关节脱位或交锁，也不能导致椎体压缩性骨折，但可以引起颈椎前半脱位。当头部受到屈曲外力作用，受力作用节段的两个椎体前方为压应力，而颈椎的后部结构为张应力。以椎间盘中央偏后为轴心，椎体前部为支点，张应力侧为关节囊、棘间韧带、黄韧带等撕裂，严重者后纵韧带也同时受损。外力持续作用导致上位颈椎的两下关节突向前滑动并分离移位。外力中止后，因颈部肌肉收缩作用，使已半脱位的关节又缩回原位。但也有因关节囊的嵌顿或小骨折片的阻碍，而保持半脱位状态。

二、病理改变

后结构的软组织，即后韧带复合组织广泛撕裂、出血及血肿，这是所有屈曲性损伤共有的病理变化。关节囊撕裂致小关节松动和不稳。将近有1/3至1/2撕裂韧带不愈合，而椎间盘损伤是不能修复的，继发“迟发性颈椎不稳定”是必然结果，尤其是中老年人，在不易引起注意的损伤后，发生率更高。

三、临床表现

颈椎前半脱位的症状比较轻，但其疼痛症状常发作，影响患者生活和工作。

1. 局部表现

如颈部疼痛酸胀乏力，头颈伸屈和旋转功能受限；颈部肌肉痉挛，头颈呈前倾、自身感觉僵硬；损伤节段的棘突和棘间隙肿胀并具压痛，椎前侧也可有触痛。有些患者感到颈部无所适从，任何位置上都不适，精神压力极大。

2. 神经症状

较为少见，即使发生也多不严重，有时为神经根受刺激症状和体征。由于该损伤容易造成日后不稳，致局部退变加剧，可以发生“迟发性神经损害”，其临床表现与颈椎病相近。

3. 影像学表现

X线可能无异常征象。如果小关节仍维持在半脱位状态时，侧位片可显示关节的排列异常。应用伸、屈动力性摄片以显示损伤节段的不稳定，损伤节段的棘突间隙变大。MRI检查可以显示脱位及脊髓受压的情况。

四、治疗原则

1. 牵引治疗

牵引通常可以复位，但不必使用颅骨牵引，枕颌带牵引就足以复位。牵引时，取头颅正中位，重量2~3kg。拍片证实复位后，持续牵引3周。由于复位后存在严重不稳倾向，极易再发脱位，因此复位后应以头颈胸石膏固定，为期2~3个月。之后，再以颈部支具维持一时期。

2. 手术治疗

对于在后期仍然存在损伤节段的不稳定，或伴有迟发性脊髓或神经根压迫症者，应采取手术治疗。取颈前路椎间盘摘除、减压及自体植骨融合；若有脊髓压迫，应施行扩大减压和植骨固定术。

第四节　颈椎过伸性损伤

这是一种最多见的颈椎脊髓损伤，通常有较轻微或隐匿的骨损伤，X 线多无异常征象，故而易被疏漏，影响治疗。这种损伤并不少见。据报道，该损伤占全颈椎各类损伤的 40%～70%，并常常并发脊髓中央综合征，且多见于有颈椎退变的中老年人群。

一、发生机制

颈椎过伸性损伤大多见于高速行驶的车辆急刹车及撞车时。此时，由于惯性力的作用，面、颌、额部等遭受来自正前方的撞击（多为挡风玻璃或前方座椅的靠背），而使头颈向后过度仰伸（图 6-2）。此外，来自前方的其他暴力，仰颈位自高处跌下，以及颈部被向上后方暴力牵拉等均可产生同样后果。

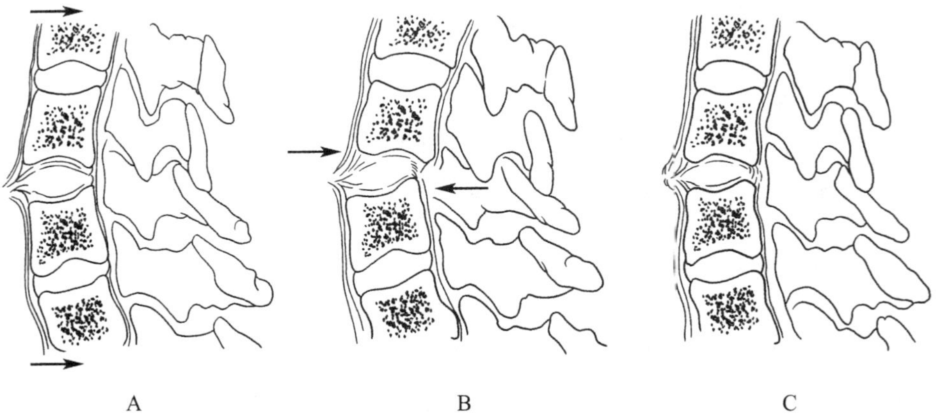

图 6-2　颈椎过伸椎间盘损伤过程

注：A. 过伸；B. 剪切；C. 复原

在正常颈椎仰伸时，椎管内脊髓及硬膜囊呈折叠样（手风琴式）被压缩变短；但若前纵韧带断裂、椎间隙分离，则可使脊髓反被拉长。此时的硬膜囊具有一定的制约作用。在此情况下，如该伤者颈椎椎管较狭窄，则易使脊髓嵌夹于突然前凸、内陷的黄韧带与前方的骨性管壁之中；尤其是在椎管前方有髓核后凸或骨刺形成的前提下，这种对冲性压力，最后易集中到脊髓中央管处，以致引起该处周围的充血、水肿或出血。如中央管周围受损程度较轻，则大部分病理过程有可能完全逆转。

二、病理改变

颈椎过度伸展常伴有脊髓损伤。通常，超伸展时，脊髓可能被椎管后部皱褶的黄韧带与前部椎体后缘相互挤压致伤，导致以颈脊髓中央管为中心或脊髓前部的损伤，相应的临床表现为脊髓损伤中央综合征和前脊髓综合征。但是，这种类型的脊髓损伤并非一定由颈椎过伸损伤所致，有时垂直压缩外力使椎体爆裂性骨折也可引起这种类型的脊髓损伤。资料表明，颈椎过伸性损伤，多并发脊髓损伤中央综合征和前脊髓综合征（图 6-3）。

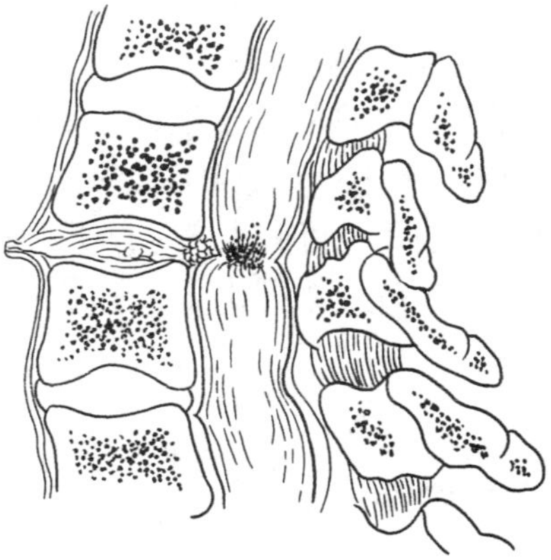

图 6-3　脊髓中央损害

除此之外，尚有严重的脊髓不全损伤和部分性脊髓损伤（典型 Brown-Sequard 综合征）。因此，不应把脊髓损伤中央综合征与颈椎过伸性损伤等同起来，即这种脊髓伤多可由颈椎过伸伤所致，而后者不一定都导致脊髓中央综合征，因此，不宜将过伸性颈椎损伤与脊髓中央综合征等同起来。暴力的大小、颈椎原有退行性病变及椎管变化都能影响颈椎损伤程度和脊髓损伤类型。颈椎受超伸展暴力作用最容易并发脊髓中央和前部损伤，但还可能由于剪切暴力造成损伤节段上位椎体向后移位，引起脊髓严重的类似横切损伤，或偏于某一侧的部分损伤。外力消失后，颈部肌肉收缩及弹性作用瞬间复位，故 X 线片上极少残存脱位征象。

三、临床表现

1. 颈部症状

除颈后部疼痛外，因前纵韧带的受累，亦同时伴有颈前部的疼痛。颈部活动明显受限，尤以仰伸（切勿重复检查）为著。颈部周围多伴有明显的压痛。

2. 脊髓受损症状

因病理改变位于中央管周围，愈靠近中央管处病变愈严重，因此锥体束深部最先受累。临床上表现为上肢瘫痪症状重于下肢，手部功能障碍重于肩肘部。感觉功能受累主要表现为温觉与痛觉减弱或消失，而位置觉及深感觉存在，此种现象称为感觉分离。严重者可伴有大便失禁及小便滞留等。

3. 影像学特点

（1）X 线片：外伤后早期 X 线侧位片对临床诊断意义最大，应争取获取一张清晰的平片。典型病例在 X 线片上主要显示：椎前阴影增宽，损伤平面较高时（少见）主要表现为咽后软组织阴影增宽（正常为 4mm 以下）；而损伤平面在 C_4 椎节以下时，则喉室后软组织阴影明显增宽（正常不超过 13mm）（图 6-4），但椎前软组织阴影正常并不能排除颈椎过伸性损伤的存在，一定要结合临床查体，必要时应该进行 MRI 检查。受损椎节椎间隙前缘的高度多显示较其他椎节为宽，且上一椎节椎体的前下缘可有小骨片撕下（占 15%~20%）。大多数病例显示椎管矢状径狭窄，约半数病例可伴有椎体后缘骨刺形成。

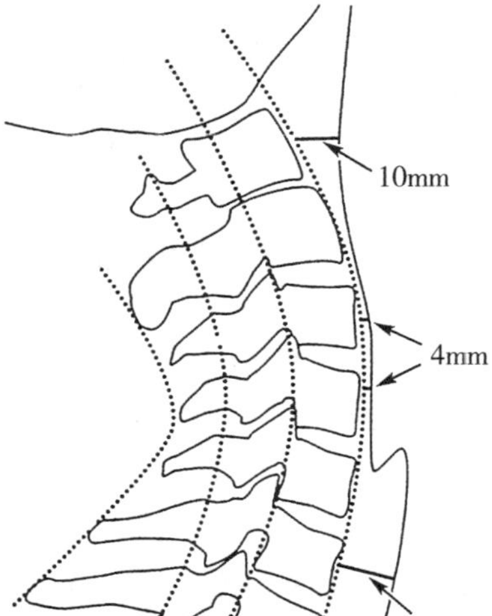

图 6-4　颈椎正常椎前阴影

（2）MRI 检查：对椎间盘突出、软组织损伤及脊髓受累程度的判定意义较大。

（3）CT 扫描：对骨骼损伤及髓核脱出的判断亦有一定作用，但不如 MRI 显示清楚，可酌情选用；注意有无椎板骨折征。

四、诊断

1. 详尽的病史，常能提供损伤机制；对于颅脑伤患者，应设法了解损伤时姿势和暴力情况。

2. 颅及面部损伤都应摄颈椎 X 线片，对任何有怀疑的患者，把颈椎摄片列为常规，以避免因其他部位损伤掩盖了颈椎损伤。侧位 X 线片必须清晰显示上下颈椎结构，上颈椎损伤而神经症状表现低位时，必须注意观察低位颈椎有无变化，伸屈侧位 X 线片有一定价值。CT、MRI 对显示椎间盘和脊髓损伤判断有重要作用。

3. 典型的脊髓损伤中央综合征，常能提示颈椎过伸性损伤，而其他类型脊髓损伤，必须结合其他各项检测再做出判断。

五、治疗原则

颈椎过度伸展性损伤的机制和病理变化提示了该损伤并不存在因外伤所致的持续椎管的骨性狭窄，或需要复位的明显骨折脱位。

1. 非手术治疗

（1）一经确诊，即常规应用 Glisson 带牵引，其重量为 1.5~2.5kg。牵引位置宜取颈椎略屈位，持续牵引 2~3 周，然后采用头颈胸石膏或塑料颈托加以保护 1~2 个月。在牵引期间，应用呋塞米和地塞米松静脉点滴，以利脱水并提高机体应激能力。如果伤后 8 小时之内，可使用甲泼尼松冲击疗法。牵引目的是使颈椎损伤节段得到制动，略屈曲位有益颈椎椎前结构愈合，后结构例如褶皱的黄韧带舒展并恢复常态。

（2）症状越轻恢复越快且全面，通常下肢最先开始恢复，最早于伤后 3 小时即见恢复，其次是膀胱功能，上肢恢复最迟，手部功能恢复最差，常因脊髓损伤波及前角细胞，致手内在肌萎缩，而残留某种功能障碍。其他类型脊髓损伤，同样取决于损伤的严重程度。

2. 手术治疗

颈椎脊髓过伸性损伤常并发颈椎退变增生、颈椎后纵韧带骨化等，由于颈椎损伤而致发病，非手术治疗常收效甚微。因此，选择性手术减压为功能恢复创造了良好的条件。

（1）适应证：①脊髓损伤后经非手术治疗无明显效果并确定有准确损伤节段；②影像学检查 X 线，CT 或 MRI 有明显骨损伤并对脊髓有压迫者；③临床症状持续存在，在非手术治疗过程中有加重趋势；④并发颈椎病变和后纵韧带骨化，因外伤而诱发者，待病情稳定后行手术治疗。

（2）手术方法：根据脊髓致压物的部位和范围，选择适宜的入路和减压方法。以前方为主的压迫，如单个或少数节段宜施行前路减压，以后方为主的压迫或广泛的后纵韧带骨化的前方压迫，应选择后路减压。

第七章

腰骶椎骨损伤

第一节 腰椎损伤的手术治疗

一、减压方法的选择和内固定原则

（一）腰椎损伤可施行的减压方法

1. 椎板切除减压

这种减压法的优点是显露较简单，可用局部麻醉，手术中的失血量较少，椎板切除后硬膜及马尾显示清楚。这种减法方法的缺点是对前方压迫不能直接处理，后路固定的范围较大。此种减压法适用于严重的骨折脱位及椎板骨折所致的完全性截瘫；对脊髓的压迫，可通过骨折脱位的整复而减压。椎板切除可以探查脊髓或马尾神经的损伤情况。并实施相应的治疗。

对于轻度骨折脱位，或椎间盘后突，或有骨折块突入椎管的爆裂骨折所引致的不完全瘫痪，则不适用于椎板减压术。

2. 椎管侧方减压

这种减压方法的优点是对从前方压迫脊髓的椎体后缘，爆裂骨折的骨折块或椎间盘能做到彻底的切除减压，同时可施行椎体间的融合，可融合 2~3 个节段。这种减压方法的缺点是不能探查脊髓和马尾情况，也不能针对其变化而进行治疗。这种减压方法适用于腰椎轻度骨折脱位所致的椎体后缘损伤，或者爆裂性骨折片及椎间盘压迫脊髓前方的不完全截瘫。

3. 脊椎前方减压

这种减压法的优点是对脊髓前方的压迫物去除彻底，并可借助脊椎前路固定器矫正后凸畸形及固定脊柱，固定范围较后路固定为小，仅固定 2~3 个椎体，同时可做椎体间植骨融合。这种减压方法的缺点是不能探查脊髓和马尾，也不能对其损伤做相应的治疗。此减压法适用于从前方压迫脊髓的爆裂性骨折、骨折脱位及椎间盘突出所致的完全或不完全截瘫。

腰椎骨折脱位，并并发马尾损伤的治疗应该达到4个目的：①整复骨折脱位；②检查马尾损伤情况并给予治疗；③解除椎管内对马尾或神经根的压迫；④稳定脊柱。

椎管侧前方减压及脊椎前方减压均不能同时达到上述4项目的；椎板切除减压与后路固定，可以同时达到上述4项目的，并可恢复马尾的断裂，因此应当首选此减压法。

（二）腰椎内固定的原则

腰椎损伤的内固定，是用坚固的内固定器械对脊柱进行可靠的固定，其目的在于防止进一步损伤，提高椎骨的融合率，便于术后护理和为伤员早期活动提供保障条件。

腰椎的内固定根据固定部位和范围不同可分为：①前路固定椎体的器械；②后路多节段的内固定器械，如哈氏（Harrington）棒；③借助于椎弓根进行内固定的器械，如Roy-Camille装置、Dick钉等；④作用于棘突的器械，如棘突钢板、钢丝等。

从力学的角度考虑，内固定应符合张力带固定原则，脊柱前部损伤应固定前部，脊柱后部损伤应着重后部结构的重建，这样才能有良好的固定效果。脊柱内固定器的固定目标是保持骨折原有序列和对抗张力，可以说固定器械是对抗张力的装置，所以将固定器械置于骨折的张力侧效果最好。安装固定器械时，要考虑固定器械本身的力学性能。例如棘突钢丝固定和棘突双钢板固定，虽符合力学原则，但钢板强度不足，双钢板相距不足1cm，故两者均不能同时满足抗压，抗张力和抗旋转的需要。

在装置内固定器械时，要考虑内固定器械的稳固性。骨与器械之间的联结方式主要有两种：①器械与骨组织表面接触固定；②通过螺钉或其他形式，将器械插入骨内固定。前者固定器械与骨之间缺乏坚固的联结，而是靠软组织的张力保持稳定，如软组织被拉长时，这种连接就会松动，例如哈氏棒就是如此。装置内固定器械时，多点固定可以加强器械与骨组织之间的连接力，并可减少应力集中，增加固定效果，这应看作内固定的原则。例如，鲁克氏棒用椎板下钢丝多节固定，负荷分到多个平面，比哈氏棒为好。要知道，椎弓根是脊柱的最强的部分；椎弓根螺钉有很好的固定效果。椎弓根的解剖位置和结构决定它可以控制脊柱运动，并将应力传递到前部椎体。因此，通过两侧椎弓根进入椎体的螺钉，不但可以与椎骨牢固结合，而且可以有效地控制整个椎体，具有三椎固定和矫形功能，这是借助椎弓根进行内固定的力学基础。

二、后路手术

后路手术方法，其步骤大同小异，主要包括：显露、减压与复位、内固定、植骨融合及术后处理。

（一）后路手术适应证

1. 腰椎不稳定型骨折

脊柱两柱损伤者可选用闭合复位或切开复位，三柱损伤者常有脱位，更适用于手术治疗。近年来，多数临床医生对腰椎不稳定骨折，多采用内固定术。这种内固定手术的优点有：①能准确复位，并恢复脊柱的正常姿势；②重建脊柱的稳定性，不再需要卧床数月；③能帮助腰椎损伤的老年人恢复体力劳动和体育锻炼。

2. 腰椎骨折脱位并伴截瘫

手术除重建脊柱稳定性外，还可恢复椎管的管径和解除脱位所造成的脊髓压迫，并可对椎管进行探查。

（二）手术时机的选择

腰椎损伤 10 天以内手术，多数病例可以获得复位；受伤后 2~3 周再做手术，很难获得满意的复位效果。因此，腰椎损伤的患者，应抓紧时机尽早手术。

（三）腰椎后路手术常用的内固定方法

1. 钢丝固定

用钢丝捆扎脱位的上下方脊椎的棘突和椎板。钢丝固定可以起到重建椎后韧带结构稳定性的作用，但钢丝固定的强度不够，在腰椎损伤中，通常只做内固定的辅助手段。

2. 钢丝与骨水泥固定

用钢丝或钢丝网与骨水泥做内固定。经临床医生多年的随访观察，发现晚期复发畸形比例较高，钢丝逐渐撕裂棘突，故此固定方法已很少应用。

3. 脊柱钢板与螺丝钉固定

此固定方法，经临床观察，常发现螺丝钉撕裂棘突，钢板向后移位，使后凸加重。因此，这种固定方法已被哈氏棒器械、椎弓根螺钉固定器所代替。

4. 哈氏固定器械

此固定法，当今的脊柱外科医生常用。在椎体压缩骨折或爆裂骨折时，选用两根等长的撑开器。在平移性脱位和屈曲牵张损伤时，则应选择加压器。

5. 鲁克固定器械

该器械缺乏支撑力，在脊柱骨折的治疗中不能单独使用。椎板下钢丝，配合哈氏棒，可以组成既有支撑力又有节段固定作用的坚强的内固定系统，固定效果十分牢靠。这种固定术，简称为“哈-鲁”手术。

6. 经椎弓根螺丝钉固定器

该固定器在胸腰椎骨折的治疗中，占有重要地位，是当前公认的有效的后路方法。

（四）植骨融合术

在实施脊柱内固定术时，最好同期做骨折或脱位处的短节段植骨融合。有的骨科医生只做内固定而不做融合术。他们认为，骨折和脱位整复和内固定术后数月骨折椎体修复或椎体间骨桥形成，便可重新获得脊柱的稳定性；术后一年左右拆除内固定器，即可恢复脊柱的正常活动性。但是，应该知道，粉碎的椎体修复不良，无椎间的骨桥形成，韧带损伤留下的不稳定因素，可使坚固的内固定器在应力作用下松动或崩溃，因此做内固定时不如同期做融合术更为可靠。

（五）切开复位术

可采用局部浸润麻醉，但最好选用气管插管全身麻醉。做出切口画线后，消毒铺盖。

手术方法：显露以伤椎为中心做背部中心切口，切口大小长为 12～14cm。若使用内固定器，其切口可根据需要加长。沿中线纵行切开棘上韧带，从上下方剥离椎旁肌肉，并填塞纱布止血。在损伤平面上下方各显露两个椎板，并各放置一副椎板自持拉钩，然后仔细剥离骨折或脱位处椎板，除去凝血块，查明脊椎骨附件骨折、关节突移位、棘间韧带和黄韧带的断裂情况。为检查椎管内是否有损伤，可切除损伤的黄韧带及相邻的椎板边缘，一般不做椎板的广泛切除。

1. 整复脱位

手术室内准备两组人员，一组拉住患者的双足下牵引，一组抱住患者的腋下将患者肩部向上牵拉，牵拉要持续数分钟，术者用两把带齿钳分别夹住患者上下位的完整棘突，向背后提起，进行复位。

一侧关节突脱位时，可把手术床两端降低使脊柱屈曲，然后夹持棘突，或用骨膜削离器撬拨关节囊，以矫正旋转和侧方移位。复位后将手术床两端摇高，脊柱过伸时关节突回到正常复位，恢复正常解剖结构。

在双侧关节突绞锁时，可以切除下位脊柱的一侧上关节突，然后复位与过伸，若不能整复时，可以切除双侧上关节突，然后再复位。

2. 内固定

宜选用哈-鲁术，或者选用椎弓根螺钉系列固定器做内固定。

3. 植骨

从髂后上棘处取得，植骨融合器固定。

（六）双哈氏棒固定术

1. 显露

显露要以损伤区为中心，显露6节棘突和椎板。脊柱复位后，用锐利刮匙清除棘突和椎板上残留的软组织，查清附件及韧带损伤情况。若有关节突跳跃绞锁，需做相应的上关节突切除。

2. 固定范围

多数学者主张哈氏棒固定范围是固定到伤椎的上方三节和下方二节。例如L_1骨折，上钩应挂住T_{10}的下关节突，下钩应接落在L_3椎板上缘。固定段太短，则固定不牢靠。固定段太长，使腰椎活动丧失。

3. 上钩的放置

上钩应准确地放置到上下关节突之间。用锐利刮匙清除置钩处的关节中，以便看清小关节间隙。放置钩端锐利的上钩时，套上送钩棒，把送钩棒和上钩插入关节间隙，使钩端旋转向上，并深入关节间隙。上钩放置的位置，应是钩端位于上下关节突之间，紧紧托住下关节突和椎弓根，其位置应稍靠中线，紧靠棘突旁。注意上钩的位置偏向外侧，则有滑落的危险，而导致固定失败。上钩置入后，要认真检查是否误插到椎板和下关节突骨质之内，如果是误插容易发生钩部的骨质破裂而滑钩，此时最好将上钩位置再向上移动一个节段。或选用尖端较钝的或中线带嵴的上钩，按上法再次置入。

4. 下钩的放置

在放置下钩的部位，咬去棘突的相邻部分，显露黄韧带。用宽头咬骨钳在中线上咬除部分黄韧带，通过黄韧带的裂口看到硬脊膜外脂肪。用椎间板咬骨钳向侧方切除黄韧带和关节突的内侧部分，并切平椎板上缘，才可能将下钩在椎板上安置妥当。

5. 放置哈氏棒

放置哈氏棒时，应选择哈氏棒的长度，其选择方法是以量上下钩之间的距离，估计在复位后，上钩以下只留两齿，棒在上钩之上过长的部分应该剪去。在腰段，要把哈氏棒变成一定的前凸再行施用。在选用哈氏棒时，宜选用下端是方头的棒及具有相应方孔的下钩，以防止棒的旋转。

6. 哈氏棒骨折复位

在双侧放置钩与棒之后，把双侧上钩交替的向上撑开，使用伸展力整复椎体压缩骨折。撑开的力量不要过大，达到上下钩均能固定牢靠为限。为预防脊髓遭受到牵拉，可先用钢丝做伤椎的上下棘突或椎板间固定，然后再上棒（图

7-1)。在上钩下方的锯齿上放置卡环可捆扎钢丝，防止上钩滑脱。再用钢丝把双侧的哈氏棒拴在一起，并把双侧上钩捆在一起（图 7-2）。

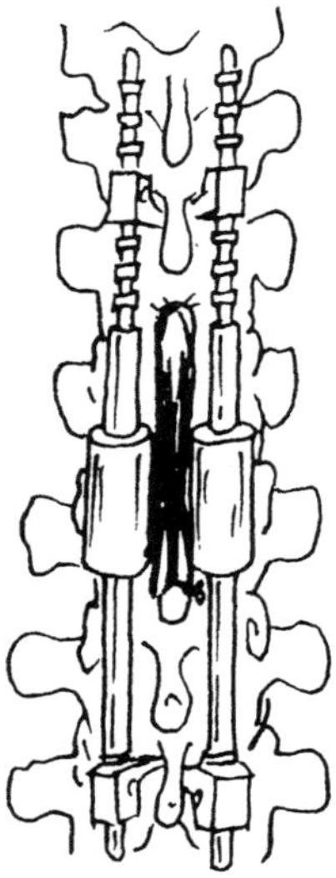

图 7-1　先做棘突间环绕钢丝固定，再安放棒套筒

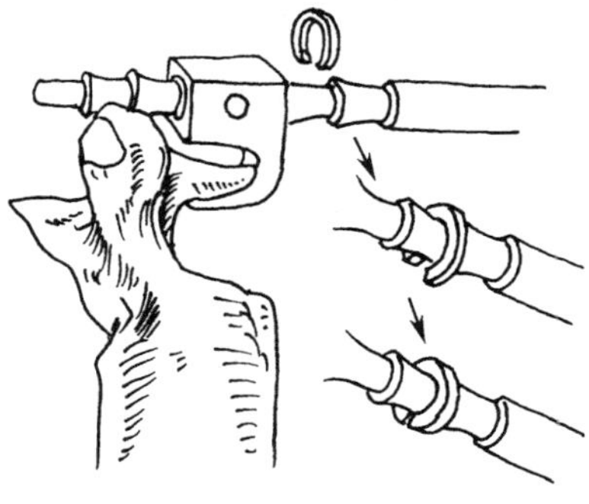

图 7-2　安装卡环

7. 植骨融合

将椎板、关节突和横突背面的皮质骨凿成糙面。从髂骨后部切取自体髂骨，剪成火柴棍样，可在骨折或脱位做局部脊柱融合术，也可在哈氏棒固定的全长做植骨融合。

整个固定节段均已植骨融合者，不需拆除哈氏棒；只做骨折局部融合术者，术后骨折坚固愈合，应拆除哈氏棒。

（七）哈-鲁手术

哈-鲁手术即是哈氏棒与节段钢丝固定术。该手术的手术区显露的操作，同上述手术。对骨折、脱位的初步整复，其方法见切开复位术。该手术的操作如下：

1. 剪去棘突

骨剪之剪口指向下方和椎板成 45°～60°夹角，剪去棘突，保留棘突底的上半部（图 7-3）。

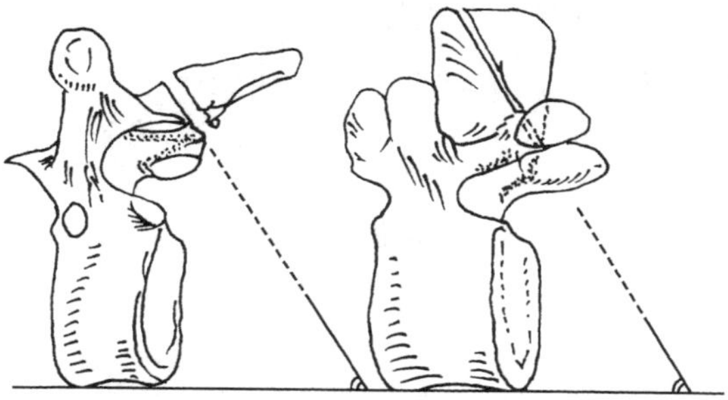

图 7-3 棘突的剪断黑点范围为黄韧带附着处

2. 切除黄韧带

用宽头咬骨钳在正中线上咬除部分的黄韧带，再用窄头咬骨钳向左右两侧咬除黄韧带。

3. 安置椎板下钢丝

可选用直径 1.2mm 的钢丝。将钢丝的头端由椎板下缘放入黄韧带的深处，由椎板上缘穿出。用 Kocher 钳的尖齿端夹住钢丝的头端的小环孔。术者一手拿钳牵拉钢丝的头端，一手牵拉钢丝的尾部控制钢丝的进度。头端的牵拉力大于尾端，使钢丝能紧贴椎板深面，牵拉到椎板上下方的钢丝等长。然后，在紧贴椎板的背面合拢上下钢丝，使其不能退入到椎管内压迫脊髓（图 7-4）。

安放椎板下钢丝的步骤：应用旋转动作，使钢丝头端紧贴椎板深面穿过；用手提拉钢丝头尾两端；及时将钢丝并合成环状；顺时针方向扭紧钢丝。

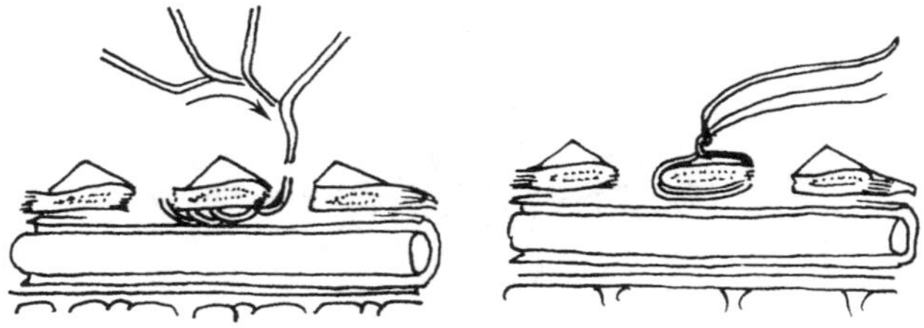

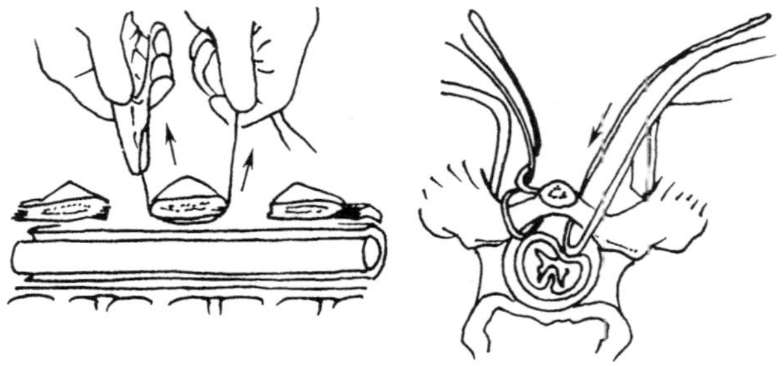

图 7-4　安放椎板下钢丝的步骤

4. 放置哈氏器械

哈氏钩与哈氏棒的放置方法，详见双哈氏棒固定术。先在固定的上下界放置哈氏上下钩。哈氏棒的放置分侧进行。把一侧的钢丝头尾分别左右摆开，放置此侧的哈氏棒。并把每对钢丝在哈氏棒的背口相互扭结，顺时针方向扭转。同法放置另侧的哈氏棒，并扭结钢丝。抖开哈氏棒使骨折复位。然后扭紧每对钢丝。剪去过长的钢丝，钢丝线端保留 1.2cm，敲击钢丝残端使之整齐平列于钢棒背面（图 7-5）。

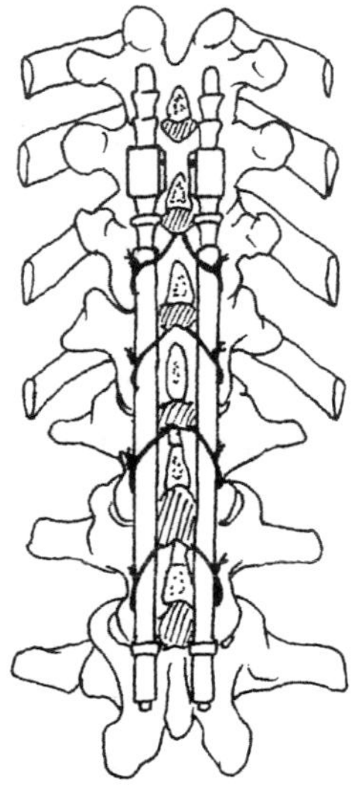

图 7-5　双哈氏棒与节段钢丝固定 L_1 骨折，上钩固定到 T_{10}，下钩坐落在 L_3

（八）哈氏棒加套筒固定术

哈灵顿（Harrington）器械在脊柱外科应用取得了良好的效果，由于采用两根直的哈氏撑开棒，在腰段仅能发挥纵向牵伸力，无脊柱过伸的作用。使术后腰椎生理性前凸和椎管内径恢复不全造成腰部旋转和前后移位受限。为了克服哈氏棒的这种缺点，使其兼顾水平应力作用和过伸作用，Edeards 综合了 Harrington、Moe 和 Denis 器械的优点，设计出改良的哈氏棒-聚乙烯套筒器械，用以治疗不稳定骨折。

哈氏棒套筒固定术，增加了骨折复位与固定的力点，可同时矫正轴向挤压，成角畸形、水平及旋转移位，并能起到脊柱的稳定作用。

棒套筒器械包括：哈氏棒撑开棒、上下钩、套筒三部分。套筒用超高分子聚乙烯制成，外观呈圆柱形，高 3cm，直径有 12mm、14mm 和 16mm 三种类型。

棒套筒器械具有 4 种应力效应。

第一是牵伸作用。如图所示，通过上、下钩，提供等值的而且相反的牵伸力，这可矫正伤椎大部分后凸畸形。

第二是间接的减压作用。应用该器械可使脊柱固定节段后伸，这可使后纵韧带绷紧，而使椎体后缘突向椎管的骨块复位；后伸又使脊髓相对后移，这就起到了减压作用。

第三是传递侧方推力。左右两侧棒套筒同时存在，在冠状面上产生方向相反而力量相等的平衡动力，加上矢状面上的 2 组力量，共组成 4 组综合的矫形应力（图 7-6）能有效地矫正脊柱的侧方移位和旋转畸形。

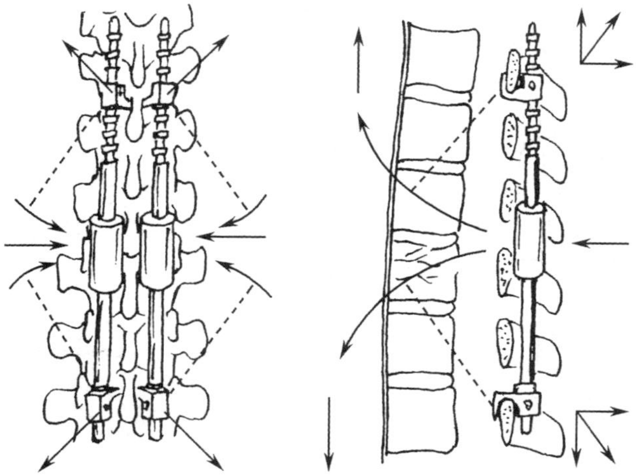

图 7-6　棒套筒生物力学原理

第四是传递动力性稳定，维持复位的位置。前后纵韧带和椎间组织均属于弹性物质，在张力负荷下，会出现应力松弛而逐渐伸长。在哈氏棒牵引下均会发生伸长，造成复位不稳定，而采用棒套筒器械时，套筒单纯产生持续性的前推力，则可克服前纵韧带和椎间组织的应力松弛，起到动力性的稳定作用，而维持坚强的内固定。

1. 手术的基本步骤

麻醉，卧位，切口，显露，上、下钩床的准备，固定范围等与双哈氏棒固定术同。

在伤椎后凸畸形不重的情况下，可直接施行棒套筒器械固定术。先安放下钩，将哈氏棒插入下钩。哈氏棒套入上钩后，对着上钩床下缘向下加压，使上钩进入钩床，然后撑开 16~24mm。将套筒嵌压在伤椎椎板上部和上一椎板的下部。同法安置对侧棒套筒器械。

2. 外撑开器的应用

伤椎后凸畸形严重或侧方移位严重，致使安置固定器械有困难，可在一侧椎体旁使用螺纹式脊柱外撑开器，待脊柱畸形矫正后，在另一侧安置棒套筒固定器械。拆除外撑器后，再放第二根棒套筒器械（图 7-7）。

3. 两对套筒的应用

如果患者伤椎的附件严重骨折，或有椎板切除，可应用两对套筒，分别嵌压于伤椎上、下各一个正常的椎板上（图 7-8）。

4. 棘突间钢丝固定

如果患者脊柱的前、中、后三柱均遭到破坏，尤其是棘间韧带断裂者，为防止过度牵伸，在应用套筒器械撑开之前，应在伤椎上、下完整的棘突基底部环扎钢丝固定，然后再安放棒套筒器械固定。

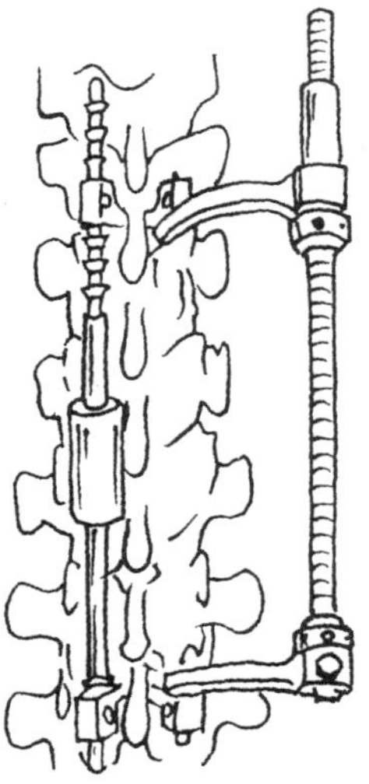

图 7-7　使用外撑开器

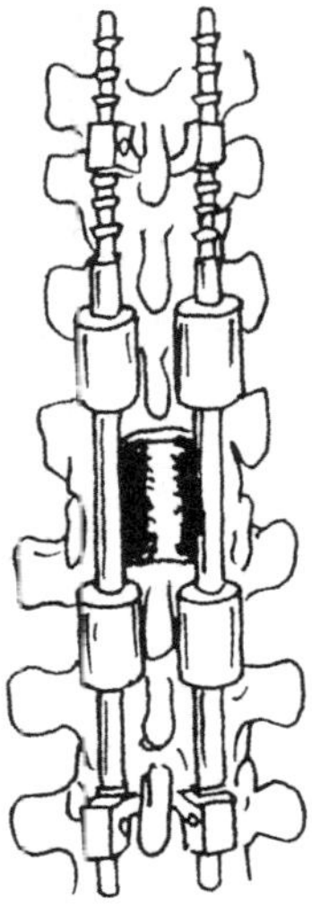

图 7-8　椎板切除后使用两对套筒

5. 术后处理

松解术后 48 小时拔除负压引流管，截瘫患者术后按截瘫护理，术后 6 周内患者慎做弯腰活动。

（九）后外侧减压固定术

在腰椎骨折或骨折脱位伴截瘫早期（伤后 2 周内）。一些骨科医生在后路手术复位和内固定的同时，从椎管的后外侧方到前外侧做椎体后方移位骨折切除。后外侧方减压固定术的方法常用 Erickson 法。患者俯卧，后正中线切口，剥离椎旁肌骨折椎为中心显露 6~7 节椎板，而后如下操作：

1. 一侧放置哈氏棒

选择损伤较轻的一侧，先置上哈氏撑开棒，进行骨折复位。从损伤较重的一侧做后外侧减压，放置哈氏棒的方法见前所述。

2. 开窗减压

在哈氏棒的对侧，清除损伤平面的黄韧带，并做小区域的椎板切除，这称为“开窗”。骨折复位后，通过“开窗”观察椎管内部情况。可用神经剥离器绕过硬骨膜外侧检查椎体后壁。若没发现骨折碎片进入椎管，即可安置此侧的哈氏钩和哈氏棒，完成固定和融合术。若发现椎体后壁骨折片突入椎管，则需从外侧绕到硬骨膜前方施行减压术。

3. 减压

向外侧扩大椎板间的“开窗”，用咬骨钳切除骨折处部分椎板和关节突，用尖头咬骨钳，或用电动磨钻，切除椎弓根，认清神经根，显露出硬骨膜的外侧面，操作时尽可能不牵动或压迫硬膜囊。用弯头的神经剥离器检查硬膜的前方。若有松动的骨折片及破碎的椎间盘组织，可钳夹取出。若椎体后壁隆凸入椎管，致使硬膜前方受压，则可用弯头的硬刮匙经椎弓根切除后的缺口进入椎体，刮去椎体后部的松质骨，使椎体后壁变成薄层骨壳，再用小型骨膜剥离器将椎体后壁向前压入椎体，椎体骨质渗血可用骨蜡填塞。减压后，在该侧安装哈氏棒，完成内固定，并做局部植骨融合。

4. 术后处理

术后处理与哈氏棒固定术相同。

（十）腰椎椎管次全环状减压术

胸腰椎骨折多伴有脊髓损伤，尤其是爆裂骨折，严重椎体压缩骨折及骨折脱位者最容易造成脊髓损伤。临床观察见到，不完全脊髓损伤者，多见于椎管前方有骨折致压物残留，这种致压残留物，对脊髓功能恢复形成障碍，全环状减压术减压彻底，损伤较小，对脊柱稳定性影响不大。

1. 该减压术的适应证

腰椎陈旧性骨折并发不完全截瘫。X 线片或 CT 扫描显示椎管前方或侧前方有骨性致压物存在。腰椎骨折并发完全性瘫痪，并伴有根性疼痛剧烈者，也可采用此减压术。

2. 手术部位的确定

为了确定手术减压的部位和范围，应仔细读片和分析历次 X 线片及 CT 扫描或 MRI 影像所见，尤其要重点分析，初次手术和术前做的影像学检查，以便明确受伤当时的椎体变形程度及骨折碎片的移位方向；经多次治疗后伤椎残留畸形情况；目前病变椎体畸形状态，对脊髓造成压迫的确切部位和范围。必要时做椎管造影 CT 检查。这样才能确定手术减压的部位和范围。

3. 手术器械准备

除脊柱外科常用的手术器械外还应准备特殊手术器械（图 7-9，图 7-10）。

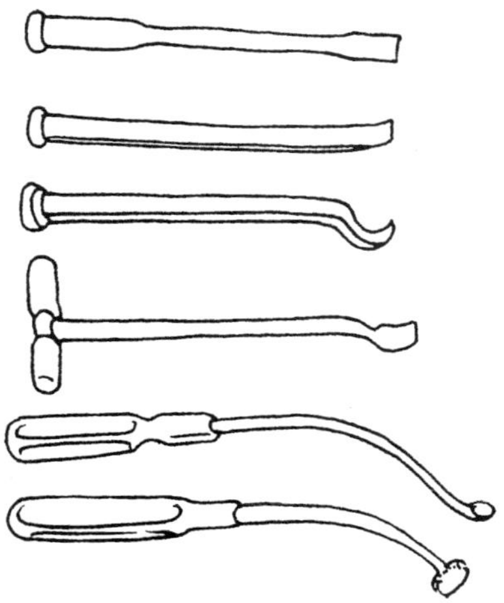

图 7-9　次全环状减压术特种器械

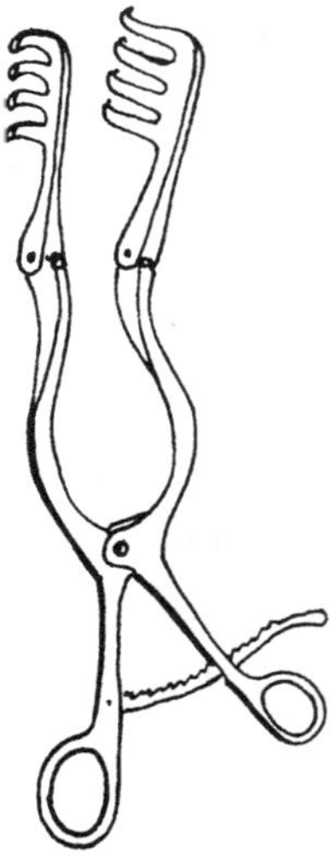

图 7-10　不对称式切口牵开器

4. 手术方法

局部麻醉，或硬膜外麻醉或全身麻醉，患者取俯卧位，脊柱中线旁 1～1.5cm 处切口，切口长 10～16cm，切开皮肤和皮下，止血。

（1）显露的关键在于分离骶棘肌，暴露小关节。距棘突 1～2cm 处纵形切开骶棘肌筋膜，垂直向下分离达椎板外缘与横突交界处，用自动拉钩牵开，并将其附着点剥离。剥离的范围一般为 2～3cm 椎间隙，以充分暴露椎板外侧至小关节部骨质。以达到显露目的。

（2）进入椎管：用弯凿或小平凿在横突根部与小关节内侧缘中点进凿，稍向内斜，进凿深度约 1cm。凿拔出后，再在稍内方向进凿 1cm 出骨片，将该部骨质凿成 V 字形缺口。继续用弯凿，将内侧壁骨质分离凿除。当椎管壁凿穿或接近凿穿时，改用小刮匙开窗，以明确椎管部位。对椎弓根底部上、下两端的脊神经根应进行保护，切勿损伤。

（3）切除致压骨质：这是椎管次全环状减压的主要手术步骤。用平头冲击式咬骨钳自窗口深入，先纵向咬除椎管侧后方骨质，露出硬骨膜，并将其分离，再将椎管侧后方与侧方骨质扩大咬除范围，用生理盐水冲洗手术野。椎管周围用棉片保护后，将脊神经轻轻牵向对侧，用神经剥离子顺椎管前壁纵向滑动，并仔细检查与判定有无骨性后突及其范围与程度。在病变上、下正常椎管处的椎板后缘与硬膜之间，放置棉片起分界和保护作用。然后用弯凿和梯形铲，迅速而准确地将椎管前方多余的骨质全部凿除（图 7-11）。操作需谨慎仔细。如果患者伴有粘连性蛛网膜炎，则应进行粘连松解术，并辅以其他疗法。

（4）术后处理：应用抗生素预防感染，卧床期间鼓励患者床上运动；卧床休息结束后坚持功能训练。

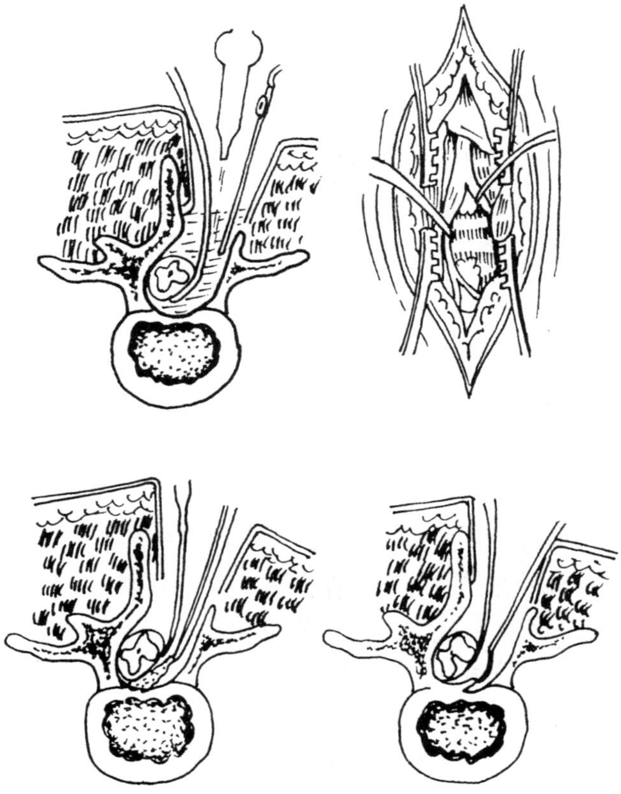

图 7-11 次全环状减压

三、前路手术

由于影像学检查的进步，特别是CT和MRI的应用，使骨科临床医师认识到，后路椎板切除减压术，对腰椎骨折并发截瘫的患者多不适合应用，而施行前路减压术常获得好的效果。故近年来，腰椎前路减压的合理性获得了公认。

一般认为，前路减压的效果有：①在不完全截瘫的患者，可以获得很高的神经功能改善率（80%~100%）；②脊髓圆锥损伤的患者，有半数恢复大小便控制能力；③在前路减压的同时，可行椎体间植骨融合及固定术，可重建脊柱的稳定性。对损伤一年以内的患者，可以同时矫正后凸畸形；④前路减压是在直视下操作。术中不牵动硬膜囊，不会加重神经症状，并能保证减压的彻底性；⑤经CT检查证实，前路减压时椎管管经在术后均恢复正常，不会残留椎管狭窄。

（一）手术入路

手术入路途径有4种，可根据骨折部位来选用。

1. 经胸入路

可显露 T_4 到 T_{12} 椎体，分开膈肌角可显露 L_1 椎体。适用于 T_5 到 T_{11} 的骨折。

2. 胸-腹膜后入路

适用于 T_{12}、$L_{1\sim2}$ 的骨折。若同时显露 $L_{3\sim5}$ 椎体，切口可延伸到腹直肌外缘，再向下行5~6cm。

3. 胸膜外-腹膜后入路

适用于 T_{12}、$L_{1\sim2}$ 骨折。

4. 肾区切口

用于 L_2 以下的骨折。经12肋下方进入腹膜后。为显露 L_1 椎体，必要时可在剥离骨膜后切断11肋后部，以扩大手术野。

（二）椎体显露

1. 椎旁分离

在腰椎椎体段做腰大肌表面分离。从腰大肌前缘把肌肉向后外侧拉开，也可在椎体的侧前方纵行分开腰大肌，在深面向前后分离，不可将腰大肌向前剥离。注意切勿损伤深层的神经干。结扎节段血管之后，则可在血管深面与椎体骨膜之间，或骨膜深面分离到椎体对侧。

2. 结扎节段血管

切开壁层胸膜或牵开腰大肌后，可见到椎间盘的膨隆，而椎体相对凹陷，在椎体中有节段血管（腰动静脉）紧贴椎体横向行走。可用直角钳在椎体侧方分离血管，然后钳夹切断、结扎，可以减少出血。

3. 剥离椎体骨膜

从椎体侧方开始，向前向后剥离椎体骨膜。然后在椎体与椎间盘的交接处用刀切开骨膜的紧密附着。逐一剥离椎体骨膜，显露出椎体前方与手术侧的一骨面。

4. 切除椎间盘

切除骨折椎体上下方的椎间盘为植骨融合术做好准备。光用刀切开椎间盘的上下缘，再用咬骨钳切除纤维环组织，然后用锐利骨刀撬起椎体上下面软骨板，用锐利刮匙清除残留的软骨板，使椎体终板骨质外露。

（三）手术要点

1. 直视下硬脊膜前方减压

为了消除硬脊膜前方的压迫因素，手术的重点是切除向后移位的椎体骨折片及椎间盘碎片。在损伤后数日内手术，椎体的粉碎骨片容易夹出，而达到硬骨膜前方减压；而陈旧性损伤则需要用锐利的骨刀，骨凿或电动磨钻仔细地逐步切除。

为了在伤椎上、下位正常椎体间植骨，常需切除伤椎的部分椎体，以便放置移植的骨块，同时，切除伤椎的上下椎间盘，以利移植骨的愈合。用宽骨刀从椎体的侧方做大块切骨，再用锐骨刀削去剩下的椎体后壁，每次只削 1~2mm 薄片骨质，分多次切除，直到切透椎体后壁的一处，可经此孔隙见到后纵韧带或硬骨膜，此时用椎板咬骨钳经此骨质缺口逐步扩大切骨范围，再除去最后残留的椎体后壁。

2. 畸形的矫正

为了矫正后凸畸形和恢复伤椎原本应占有的高度，可以采用下列方法。

（1）体外推压，即从背部后凸处向伤椎推压复位。

（2）使用椎体间撑开器。

（3）使用椎体螺钉撑开器。

（4）采用新型椎体钉固定器时，可以拧动螺钉向上下移动撑开。

3. 椎体间植骨

主要采用三面皮质骨的髂骨块，顺脊柱纵轴做嵌入植骨加用碎骨块做补充材料。

4. 椎体间内固定

多数脊柱外科工作者在做前减压手术的同时做椎体间的内固定术。以期立即重建脊柱的稳定性，加速重复进程。固定器械有多种，有的放在椎体的前外侧，而大多放在椎体侧方。

前路手术的方法有许多创新，诸如日本北海道大学的金田清光（Kiyoshi

Kaneda）设计了金田器械（Kaneda device）进行前路固定，为胸腰椎爆裂性骨折伴神经损伤的患者施行前路减压术。该前路减压需用 Kaneda 固定器。Yuan 等设计了“工”形钢板，进行前路减压与椎体钢板固定术，适用于 T_{12}～L_3 新鲜爆裂骨折伴有不完全瘫痪者。

第二节　腰椎附件损伤

脊柱骨折脱位并发附件损伤在脊椎损伤中较常见。这里仅阐述腰椎附件损伤，如棘突骨折、横突骨折、关节突骨折及腰椎峡部骨折。

一、棘突骨折

单发的棘突骨折比较少见，而且这种骨折大多为撕脱性骨折。例如在搬运重物时，斜方肌和菱形肌骤然猛烈收缩把肌肉起止点附着的棘突撕脱而造成的棘突骨折。棘突骨折的患者，有明显的疼痛，局部肿胀，并且查体时有明显的压痛。棘突骨折不影响脊柱的稳定性。对棘突骨折的患者，一般只需要休息和封闭等对症治疗就可以，极少数病例，因造成慢性疼痛，才可以考虑采用手术的方法切除游离的骨折片。

重物打击也可造成棘突骨折。若棘突和椎板同时骨折，椎板可向椎管内陷落，可能损伤脊髓，则应手术切除移位的骨折片。

二、横突骨折

横突骨折常发生于腰椎。通常是腰方肌抵抗阻力而剧烈收缩而引致的。这种横突骨折可以是单发的，也可以是多发的撕脱性骨折。常常伴有腰背筋膜广泛撕裂而形成腹后壁血肿。患者出现腹痛和腹肌强直等症状。这应和腹内脏器损伤相区别。

对横突骨折的处理，除对症治疗以外，患者需要卧床休息 2～3 周，而后施行石膏背心固定 1 个月。

三、关节突骨折

腰椎受到过伸暴力的作用，可致关节突骨折，例如躯干反弓过伸练功，腰部被车辆碾压或撞击等均可造成下关节突骨折。

下关节突骨折块不会向椎管内移位。患者以局部疼痛为主。如果患者原有腰椎椎管狭窄及黄韧带肥厚，腰部受到过伸暴力的作用，可引起类似腰椎间盘突出症的神经根症状。

关节突骨折的影像学检查：X 线正、侧位片上，可见到关节突骨折线；斜位照片及断层摄影更有助于确定诊断。

腰椎一侧下关节突骨折可行局部封闭以减轻症状；严重腰痛者可行脊柱融合术，融合一个活动节段，即融合与骨折小关节相邻的两个椎板。并发神经根受压症状者可按椎管狭窄症治疗。

四、下腰椎峡部骨折

急性腰椎损伤可以造成 L_4 或 L_5 椎弓峡部（即关节突间部）骨折。人在直立时，脊柱上的垂直压力可以分解为压缩分力和脱位分力。下腰椎是腰椎前凸和骶椎后凸的转折点。所受到脱位分力大于压缩分力。在剧烈的纵向压力下，或背部遭到撞击，将使脱位分力急剧加大，可使 L_4 或 L_5 关节突间部发生骨折。

下腰椎峡部骨折的治疗，过去大多主张非手术治疗，无效时才考虑手术治疗。近年来，随着新型脊柱内固定器的发展和应用，多数脊柱外科专家主张复位内固定及融合，特别是应用后路经椎弓根螺钉技术复位内固定，椎间植骨，解除椎管及椎间孔的狭窄，恢复神经功能，改善腰骶部外观，提高骨折的融合率。

第三节 骶尾椎损伤

一、骶尾椎骨的结构特点及其功能

（一）骶尾椎骨的结构特点

1. 骶骨的结构特点

骶骨由 5 块骶骨融合而成。骶骨呈三角形，底向上，中央部有一粗糙面，借椎间盘与第五腰椎体相接；其尖向下，与尾骨相接。骶骨前面凹陷，背面凸隆。前、后面分别有四对骶前孔和骶后孔，有骶神经前支和后支由孔穿出，骶骨孔外侧是骶骨外嵴，代表横突。骶骨内有骶管，骶管的上口接腰椎的椎管，其下口为骶管裂孔。裂孔两侧有第五骶椎下关节突，构成骶角。骶骨两侧的上部宽厚，有耳状面与骶骨的耳状面构成骶髂关节。

2. 尾骨的结构特点

尾骨是人类进化过程中“尾巴”的残留部分，由 4 块尾椎融合在一起而成。尾骨的上面借一个小软骨盘与骶骨尖相连接。在第一、二节尾椎间常有一个发育不全的纤维软骨盘，此处可以活动，其他尾骨融合在一起。不能活动。尾骨随年龄的增长也可以和骶骨融合。

（二）骶尾骨的功能

骶椎、尾椎与髂骨、坐骨、耻骨共同组成骨盆环；骶尾椎是骨盆后环的主要构成部分，是后部两个主弓的汇合点。两个主弓即股骶弓，起于髋臼，经髋骨抵达骶骨；坐骶弓由两侧坐骨结节向上，经坐骨支和髋骨后部向上到达骶骨。这种环状结构对外部暴力具有很强的抵抗能力。另外骶骨和髂骨的结合部是将下肢的支撑力传导到脊柱的重要结构。

肛提肌附着于尾骨尖端的后方，尾骨肌位于肛提肌的后方。肛提肌及尾骨肌共同组成盆膈，借以支持盆腔的脏器。

二、骶骨骨折的原因及分型

（一）骶骨骨折的原因

骶骨是骨盆组成的一部分，比较坚固。虽然骶骨是骨盆后部股骶弓和坐骶弓的汇合点，但其骨折的机会远比胸腰椎要少。骶骨骨折可以单独发生，也可以与骨盆其他部位的骨折同时发生，后者多见。骶骨骨折的原因，多由直接暴力所致，例如高处坠落骶部先着地，或者由于下楼梯滑倒，骶部受到撞击；或者外界暴力直接作用于骶部导致骶骨骨折。间接暴力引致的骶骨骨折较为少见。女性由于种种原因而易出现骨质疏松，在这种条件下可引发骶骨骨折，这可能与女性骶骨后凸较明显有关。

（二）骶骨骨折的类型

骶骨骨折的分类，可按骨折形态、骨折部位和骨折原因进行分类。

1. 根据骶骨骨折原因分类

（1）暴力性骨折：即是由暴力引致的外伤性骶骨骨折。

（2）应力性骨折：骶骨和骨盆的不完全骨折，可能与某些原发性病损有关。这种骨折多数由于肿瘤性病理骨折。患者突然出现下腰部疼痛，髋部疼痛，腹股沟部痛，这种疼痛常发生在患者正常活动时，例如散步时。

2. 根据骨折的形态分类

（1）横行骨折：在骶骨骨折中横行骨折较为多见。横行骨折好发生于骶髂关节面以下或第 3 骶骨，骨折线可横贯整个骶骨；骨折线也可能偏向一侧，但多无移位。因暴力大小的不同，所造成的骶骨骨折可完全横断，或者仅有裂隙骨折。如果暴力过大，再加上肛提肌的牵拉，骨折片可以向前方移位。

（2）纵形骨折：这种类型的骨折单发者少见；多见于骨盆环多发性损伤。纵形骨折多为骶骨侧块与椎体交界处发生骨折，因该部有骶前孔、骶后孔穿过，故较易发生骨折。根据暴力大小，可引致骶骨部分纵裂，或者完全纵裂，纵裂严重者可引起该侧半个骨盆轴向上移。

（3）撕脱骨折：这是少见的骶骨骨折，这种骶骨骨折系指骶骨下部侧缘骶结节韧带附着处的撕脱骨折。

3. 根据骶骨骨折部位分类

（1）Ⅰ区骨折：骶骨翼骨折，骨折线经过骶孔，可造成 L_5 神经根损伤。

（2）Ⅱ区骨折：神经孔区骨折，骨折穿过神经孔，可造成单侧骶部麻痹。骨折波及神经孔，手术治疗时应首先清除骨折片，然后再通过后路复位固定。

（3）Ⅲ区骨折：骶管区骨折，骨折穿过骶骨椎体，可以产生较高位的马尾神经损伤。约56%的患者出现神经损伤。

（4）伴随损伤：如果骶骨骨折是嵌插伴纵向移位，或者不伴纵向移位，则可能是侧向压缩性骨折，出现这种情况时应检查是否同时存在骨盆的前环骨折。

三、骶骨骨折的症状和体征

骶骨骨折的患者，大多有明确骶部创伤的外伤史，例如高处坠落，骶部着地；下楼失足，后仰跌倒，骶部背侧触地；坐空凳椅下跌；车祸；棍棒直接打击骶部所造成的损伤。

（一）症状

1. 疼痛

患者主诉尾骶部疼痛、惧坐，由此患者不敢取坐位。取坐位时，患者表现紧张、恐惧、害怕产生疼痛。患者在走路时步伐迟缓，小心谨慎，其原因是行走时骶骨周围的肌群进行收缩、舒张运动而牵拉骨折部位而引发疼痛。

2. 活动受限

由于疼痛限制患者的活动，如果伴有骨盆其他部位的骨折，疼痛更加广泛、严重，活动更加受到限制。

（二）体征

1. 骶部有肿胀、淤血，或有擦伤。

2. 局部有压痛

骨折部位或尾椎部体检触摸时可有明显的压痛。

3. 肛门指诊

食指伸入肛门，拇指按住骶骨下部向背侧轻轻摆动，可引起骨折处疼痛。

4. 并发骨盆其他部位骨折

出现更为复杂的症状和体征。

（三）神经损伤症状与体征

骶骨骨折的患者，一般无神经损伤症状。但骨折伴有明显移位，或骨折片向前突入骨盆，牵拉骶神经干，或压迫骶神经支时，则可出现神经症状。

如果两侧神经同时受累，则可引起鞍区感觉迟钝和大小便潴留或失禁。如果骶骨纵形裂，仅一侧骶神经受累则不出现上述症状，仅可出现一侧下肢疼痛或坐骨神经痛。这是由于骨折发生在骶孔部，牵拉或挤压骶神经干所致。

在骶骨损伤时，常引致 S_1 和 S_2 神经受损，这种损伤多为不完全性损伤，其临床表现特点是：

1. 小腿后侧有异样感觉。可有不同程度的轻触觉、痛觉减退或消失。

2. 股后肌及臀部肌力减弱及肌肉萎缩。

3. 跟腱反射减弱或消失。

（四）尿道损伤

尿道损伤始终与耻骨弓骨折相关，同时有骨盆后环骨折时，骨盆前环骨折所致尿道损伤更加有危险性。尿道损伤最大的危险是来自骑跨伤伴随骶髂关节分离；单纯的骑跨伤也可造成尿道损伤。

（五）骶骨骨折的影像学检查

1. X 线检查

X 线检查是确定骶骨骨折的可靠的诊断方法。在正位的 X 线片上，可以显示骨折是横形，还是纵形；在侧位 X 线片上可以发现远端骨片是否向前移位。如怀疑有纵裂，应在 X 线上对比两侧骶孔周围骨的排列，如某侧骶孔边缘不整齐，则可说明有骨折的存在；如某侧骶孔变窄可能有压缩骨折；如果一侧变宽，则表明骨折伴有裂隙。

2. CT 检查

CT 扫描检查能够比较清楚的显示骨折的部位、形态和程度。车祸所致的多发性伤害，包括骶骨纵向移位爆裂性骨折，伴随神经损害和骨盆骨折，CT 扫描有助于确定骨折诊断。并行骶管减压，骶骨骨折复位固定。CT 扫描能弥补常规 X 线摄片的不足，如果怀疑有不稳定的分离，应考虑做 CT 检查。

四、骶骨骨折的诊断与鉴别诊断

（一）诊断依据

1. 依据典型的外伤史。

2. 患者有典型的骶部疼痛症状，其疼痛的特点：坐位时疼痛较重；当坐位起立或由立位开始坐下时疼痛剧烈。患者站立不动或卧位时疼痛较轻。

3. 检查患者时，骶尾部有压痛，但肿胀不明显。

4. 肛门指诊可发现骶尾骨移位及引起局部疼痛。

5. X 线侧位片对骶尾骨骨折或脱位的诊断有重要价值，正位片可显示有无侧方移位。

6. 必要时做 CT 扫描检查。

（二）鉴别诊断

骶骨骨折、脱位导致的骶尾部疼痛，应和下列疼痛有所鉴别：①骶尾韧带损伤；②骶尾关节进行性关节炎；③尾突痛；④肿痛。

五、骶骨骨折的治疗

骶骨的横行骨折，若无移位的情况下，则不需要特殊的处理，让患者卧床2~3 周后，即可在腰骶部支撑带保护下，下床活动。在卧床时期，臀部用气圈保护，以防压疮。同时要注意防止大便秘结。患者下床活动后，如取坐位时仍然需要垫以气圈 1~2 个月，加强保护。

纵形骨折这种类型的骨折患者卧床时间需延长 4~5 周，下床活动时，最好要少负重为宜。

有轻度移位，或者有轻度骶尾关节脱位者，也不需要复位。

如果骶尾骨折出现严重移位，或有严重的骶尾关节脱位，可施行肛门内复位，即用手指将骨折或脱位的远端向后推挤，可使移位有所改善，但难以达到满意的复位效果。

骶髂关节空芯螺钉固定术这种手术对骶骨纵行骨折、骶髂关节脱位是最佳的手术指征。患者取仰卧位或取侧卧位。在髂后上棘平面，向外，前旁开 3cm 左右的入口，在 X 线透视或者 CT 的指引下，先植入细克氏针，经皮固定骨折的骶骨。X 线或 CT 指引具有可以根据骨折的形态和部位来选择空心螺钉进入的正确方向和螺钉的适当长度。以空心螺钉固定骨折和复位。

六、尾骨损伤

尾骨是骨盆的构成部分，因此，尾骨骨折也是骨盆骨折的一种，但尾骨骨折无损于盆弓的完整性。尾骨骨折、脱位较为常见。多是因为滑倒坐地而直接暴力损伤。骨折的断端远侧常因肛提肌、尾肛肌的收缩而向前移位，有时并发为侧方移位。

（一）尾骨骨折的诊断

凡是患者有典型的尾部受伤的外伤史，并且有较剧烈的尾部疼痛，则应考虑到有尾骨骨折的可能性。疼痛的特点是：坐位时疼痛较重，不敢整个臀部坐下；当由坐位起立时疼痛剧烈。这是因为臀大肌的部分纤维附着在尾骨上，坐位或起坐时臀大肌的收缩必然牵拉患部所致。患者在站立不动时，或者处于卧位时疼痛减轻。检查患者时，有较明显的压痛，但肿胀不明显。肛门指诊检查，可发现尾骨移位并能引起局部剧痛。

X线侧位片检查对诊断尾骨骨折或脱位，有无远端向前移位有很大价值；正位片可以显示有无侧方移位。

（二）尾骨骨折的治疗

1. 保守治疗

无移位的尾骨骨折不需要特殊处理，令患者卧床2~3周即可。卧床时要防止大便秘结。卧床之后，患者可起床活动，但在坐位时，可加气垫圈保护1~2月。对有轻度移位者，或有轻度骶尾关节脱位者，也不需要复位。对有严重移位者，或有严重骶尾关节脱位者，可以施行肛门内复位，即用手指将骨折或脱位的远端向推挤，这样，可使移位骨有所改善，但难以达到满意的复位效果。

2. 手术治疗

尾骨损伤的患者，常常再现尾部疼痛，尾部疼痛即尾骨部、骶骨下部及其相邻肌肉或其他软组织发生的疼痛，其原因乃是该部多种病变所致。

少数尾骨骨折或脱位的患者，可能遗留长时间的尾部疼痛，而且经过长时间的非手术治疗效果不良，其尾部疼痛影响患者的工作、学习和生活，此时，应考虑施行手术治疗，即采用尾骨切除术。

（1）手术前准备：手术的前一天晚施行清洁灌肠，以避免术后短期内排便而引起伤口疼痛或感染。

（2）手术步骤：手术时可采用局部麻醉或骶管麻醉，患者取俯卧位，将髂部垫高，使骶尾部向后突出，以骶尾关节处为中心做纵形切口，切开皮肤、皮下组织，显露尾骨。先找到骶尾关节处，将骶尾关节切开，然后用手术钳将尾骨端夹住并向后上方牵拉，将附着在尾骨上的肌肉分离，直至尾骨尖，取出尾骨。完全取出尾骨后，将骶骨下缘用咬骨钳咬圆。冲洗伤口后缝合肌肉，皮下组织和皮肤。

（3）术后处理：对女性患者来说，为防止术后排尿浸湿敷料，可留置尿管1天。

第八章

椎间盘椎管疾病

第一节　颈椎间盘突出症

颈椎间盘突出症是椎间盘退变的一种类型，从退变起初就预示病变节段稳定程度的减弱。颈椎退变不一定导致椎间盘突出，颈椎间盘突出只是颈椎病发病过程的病理变化之一，是指突出的髓核和破裂的纤维环突向椎管内，在一些情况下，椎间盘变性可同时存在相邻椎节骨赘形成，但并不引起椎间盘突出发病。必须是致压物为单纯的椎间盘组织，才能称之为颈椎间盘突出症。

一、发病机制

一般认为，急性颈椎间盘突出症是在椎间盘发生一定程度退行性变的基础上，受到一定外力作用发生的。多数由颈部急切性创伤所致，损伤原因主要是加速暴力使头部快速运动导致颈部扭伤，常见于交通事故或体育运动过程，颈部过伸状态下的加速损伤，所致的椎间盘损伤最为严重。

（一）椎间盘退变

椎间盘是人体组织中最早和最容易随年龄增长发生退变的组织，退变的颈椎间盘受轻微外伤，即可导致椎间盘突出。颈椎过伸性损伤可致近侧椎体向后移位，屈曲性损伤可使双侧小关节半脱位，结果使椎间盘后方张力增加，造成纤维环和后纵韧带破裂、髓核突出。由于包绕髓核的纤维环在前部最厚并附着于前纵韧带，因此髓核极少向前突出，而纤维环的后部最薄且可不连续，后侧附着于后纵韧带，由于后纵韧带的外侧解剖结构较薄弱，所以髓核最容易突出于后纵韧带的两侧，即神经根出入椎间孔的部位。

（二）创伤

急性创伤所致颈椎间盘突出以 $C_{3\sim4}$ 为多见。

1. 颈椎过伸性损伤时切应力较大，$C_{3\sim4}$椎间隙较接近于着力点。

2. $C_{3\sim4}$小关节突关节面接近水平，容易在损伤瞬间发生类似于弹性关节的一过性前后移位。

3. 慢性颈椎间盘突出以 $C_{5\sim6}$及 $C_{6\sim7}$为好发部位，因该处头颈活动频率高，也是发生劳损的主要应力集中区。

4. 颈脊髓由于齿状韧带作用而较固定，当外力致椎间盘纤维环和后纵韧带破裂、髓核突出易引起颈脊髓受压。

5. 颈脊神经根在椎间盘水平横行进入椎间孔，颈椎后外侧纤维环和后纵韧带较薄弱，髓核易从该处突出，即使突出物很小，也可能会引起神经根受压。

（三）炎症

颈椎退变不仅表现在形态学变化，椎间盘内在的生物化学平衡也发生改变，表现在退变的椎间盘蛋白多糖含量下降、胶原类型发生转换、基质降解酶活性升高等。这一系列生化改变是椎间盘退变的基础，也可能是退变的椎间盘细胞产生炎性反应的原因。

二、类型

（一）病理类型

根据颈椎间盘突出物的性状，可分为软性突出和硬性突出。

1. 软性突出。主要由髓核物质组成。

2. 硬性突出。较为多见，由纤维环或部分未钙化的纤维组织构成。

（二）临床类型

根据颈椎间盘向椎管内突出位置的不同，可分为 3 种类型（图 8–1）。

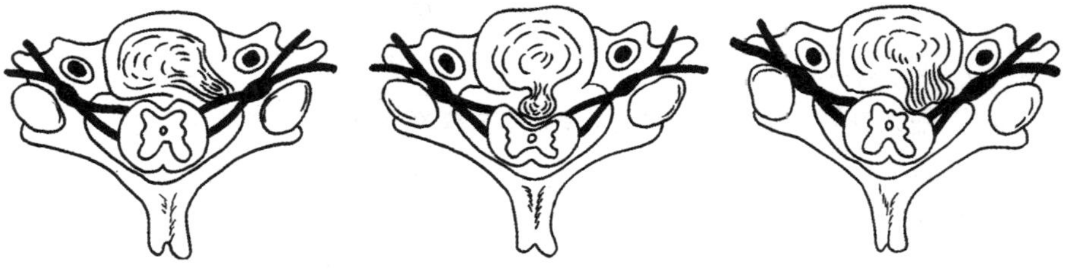

A.侧方型　　B.中央型　　C.旁中央型

图 8–1　颈椎间盘突出的临床类型

1. 侧方型

突出部位在后纵韧带的外侧，钩椎关节的内侧。该处是颈脊神经根通过处，突出的椎间盘压迫颈神经根而产生根性症状。

（1）症状：①颈痛，颈部僵硬，活动受限；②颈部过伸可产生剧烈疼痛，疼痛放射至肩胛或枕部，可因小便或咳嗽时加重；③根性痛是最常见的症状，一侧上肢有疼痛和麻木感，很少两侧同时发生；④伴随根性痛的神经分布区感觉麻木、过敏、减弱；⑤早期可出现肌张力增高，继而很快减弱，并出现肌无力和肌萎缩征，在手部以大小鱼际肌及骨间肌萎缩最为明显；⑥在发作间歇期，可以无症状。

（2）体征：①头颈部常处于僵直位；②下颈椎棘突及肩胛内侧可有压痛，病变节段椎旁有压痛、叩击痛；③脊神经牵挂试验和压颈试验阳性；④受累神经节段有感觉、运动减弱及反射改变，肌力减退和肌萎缩等现象。

2. 中央型

突出部位在椎管中央，脊髓的正前方。可压迫脊髓双侧的腹面而产生脊髓双侧的压迫症状。

（1）症状：①很少有颈部疼痛及僵硬。②可出现下肢无力，步态不稳。③严重可出现四肢不完全性或完全性瘫痪及大小便异常等。

（2）体征：①肢体肌张力增高，腱反射亢进，髌阵挛、踝阵挛以及病理征可出现阳性。②可有不同程度的下肢肌力下降。③本体感觉受累，痛觉、温度觉存在。

3. 旁中央型

突出部位偏于一侧而介于颈神经根与脊髓之间，可压迫两者而产生单侧脊髓及神经根的压迫症状。除有侧方型的症状、体征外，尚有不同程度单侧脊髓受压表现，即 Brown-Sequard 综合征。常因发生剧烈的根性疼痛而掩盖了脊髓压迫症，出现脊髓压迫的预后较差。

三、诊断

（一）症状

早期表现是病变椎节的松动和椎间盘膨出，进一步发展则出现不稳和椎间盘突出。由于 MRI 的应用，已将颈椎病与颈椎间盘突出症加以区别，但两者之间仍存在着密切联系。

（二）体征

动态霍夫曼征在颈椎间盘突出症的早期诊断具有意义。动态霍夫曼征阳性是锥体束受损的典型的体征，也是判断颈脊髓是否受损的重要依据。在做正常霍夫曼征检查时发现，当头颈处于中立位时，部分颈肩痛患者表现为阴性；而在颈椎动态活动时则可出现阳性，即动态霍夫曼征阳性。

（三）影像学检查

1. X 线检查

可见颈椎呈退行性改变，生理曲度减小或梯形变、椎间隙变窄，年轻病例的椎间隙可无明显改变。

2. CT 检查

可准确地显示椎间盘突出的位置、大小及形态，对诊断侧方型突出的价值高于 MRI。能准确地判断硬膜囊、神经根受压情况及椎管有效矢状径，为手术治疗提供了可靠的依据。另外，对 X 线片显示有椎间盘突出间接征象或两个以上常见征象，以及有临床症状、体征典型，而 X 线检查无异常表现者，均应行 CT 检查，以便确诊。但 CT 检查不能反映脊髓信号的改变。

3. MRI 检查

颈椎 MRI 对颈椎间盘突出的诊断与定位很有价值，其诊断准确率明显高于 CT。MRI 成像不同信号强度组成的图像，不仅能直接显示颈椎间盘突出的部位，还可灵敏地反映病变与毗邻组织的关系。中央型突出的髓核位于椎管中央，常呈丘状，硬膜囊受压变形，严重者压迫脊髓，使局部变扁、凹陷或呈月牙状。侧方突出的髓核呈团块状从后外侧突出，压迫神经根和脊髓侧方，使神经根向后外侧移位或消失，脊髓前外侧受压变形并挤向另一侧（图8-2）。

按 Nagata 方法，颈脊髓受压程度可分为 4 个等级。0 级：脊髓未受压；1 级：脊髓轻度受压；2 级：脊髓受压程度小于 1/3；3 级：脊髓受压程度大于 1/3。

慢性颈椎间盘突出除了上述 MRI 表现外，常并发一个或多个椎间盘膨出，相邻椎体边缘有骨质退行性改变。如为颈椎间盘膨出，可表现变性的椎间盘向后膨出，T_2W 像椎间盘信号减低，呈现凸面向后的弧形改变，硬膜囊前缘有轻度压迹。此外，还可出现硬膜外脂肪影变形、移位或消失，椎间隙狭窄以及软骨板呈混杂信号，脊髓受压严重者 T_2W 像上呈高信号。

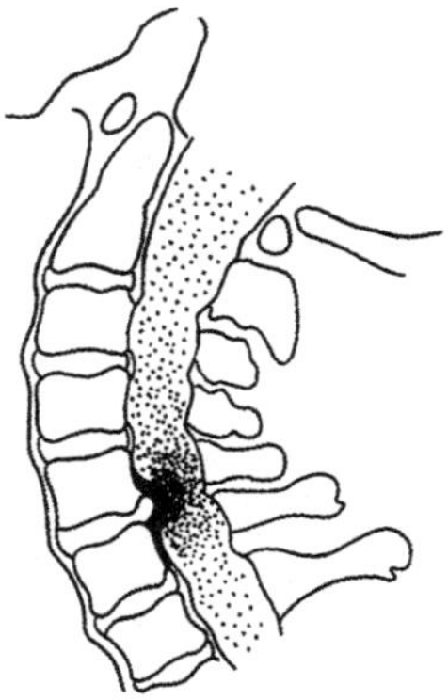

图 8-2　颈椎间盘突出表现

四、鉴别诊断

需与颈椎病、颈部扭伤、肩周炎、椎管内肿瘤、胸廓出口综合征及尺神经炎鉴别。

1. 颈椎病

两者均可造成脊髓或脊神经根压迫症，严格区分较困难。

（1）病理特点：颈椎病病情常逐渐加剧，缓解间歇不明显，早期可引起颈部局部不适或疼痛，少有脊髓压迫症，多数可获得缓解。

（2）发病年龄：发病年龄有明显差异，颈椎病发病年龄平均多在 50 岁以上，颈椎间盘突出的发病年龄偏低。

（3）临床特点：颈椎间盘突出症有起病急骤、病情发展较快的特点。轻微创伤、头颈部持久非生理姿势可以诱发发病。

2. 肩周炎

多数在 50 岁左右发病，好发年龄与颈椎病相似，两者容易混淆。

（1）关节活动：有肩关节活动障碍，上肢常不能上举和外展，而颈椎间盘突出症不影响肩关节活动。

（2）疼痛部位：肩周炎疼痛部位在肩关节，而颈椎间盘突出症多以棘突为中心。

（3）X 线表现：肩周炎多为普通的退变征象，而颈椎间盘突出症可有颈椎生理前曲消失及颈椎不稳。

（4）封闭反应：肩周炎对封闭疗法有效，而颈椎间盘突出症无效。

3. 颈部扭伤

俗称落枕，其发病与颈型颈椎病相似，多系睡眠中体位不良所致。

（1）压痛：颈椎间盘突出症压痛点在棘突部，程度也较明显。颈部扭伤压痛点在损伤肌肉部位，急性期疼痛剧烈，压之难以忍受。

（2）肌紧张：颈部扭伤可触摸到条索状压痛肌肉，而颈椎间盘突出症只有轻度肌紧张。

（3）牵引反应：颈部牵引时，颈椎间盘突出症的症状多可缓解，而颈部扭伤疼痛加剧。

（4）封闭反应：作痛点封闭，颈部扭伤症状可在封闭后消失或缓解，而颈椎间盘突出症对封闭疗法无显效。

五、治疗

选择颈椎间盘突出症的治疗方法，主要依靠临床表现，而不能够完全根据影像学表现。对确定有脊髓或脊神经根压迫症状，原则上应采用手术治疗。手术目的是解除压迫，稳定病变椎节。手术方法选择方面，是采用单纯髓核摘除，还是整个椎间盘切除加植骨融合，存在不同的观点，对于临床明显不稳的颈椎间盘突出症，椎间盘切除后同时施行颈椎椎间融合术，可获得最终效果是满意的。

（一）保守治疗

仅有局部症状或轻度神经根性症状，通常选择保守治疗。

1. 颈椎牵引

适用于侧方型颈椎间盘突出症，对中央型颈椎间盘突出症，牵引有可能加重病情。可采取坐位或卧位牵引，使颈椎呈微屈曲位。牵引重量坐位宜 6～7.5kg；卧位 1.5～2.5kg，采用持续牵引，一般以 2 周为 1 个疗程。

2. 围领制动

牵引后症状缓解者，应采用围领保护，限制颈部过度活动，有利于病情恢复。

3. 理疗

轻型病例选择蜡疗或氢离子透入法治疗，可获得一定效果。

4. 药物治疗

适当应用活血化瘀中药和镇静止痛药物，对缓解病情有一定作用。

（二）手术治疗

确定有致压物如突出的椎间盘、骨折片或血肿等压迫颈髓时，应及时施行减压手术，并重建颈椎稳定性。多采用前路椎间盘摘除、植骨融合术，以达到解除压迫、恢复椎间隙高度、重建颈椎稳定性。

1. 适应证

症状呈进行性加重、反复发作，保守治疗不能缓解，有明显神经功能障碍或出现脊髓压迫症状，应行手术治疗。

2. 手术方法

（1）颈前路减压术：适用于中央型和旁中央型颈椎间盘突出症。颈椎前路减压、融合术后，恢复和维持理想的椎间高度是重建颈椎生理曲线的基础，并能使皱褶的黄韧带紧张，椎间孔扩大，从而缓解和防止颈髓和神经根受压。

（2）颈后路髓核摘除术：可达到缓解和防止颈髓和神经根受压。

（3）颈椎间盘显微切除术：有后侧和前侧两种入路，在治疗颈椎间盘突出时，其入路选择仍有较大争议。后外侧入路治疗单根神经根受损的外侧型髓核脱出，效果较为理想。术中小关节突切除的范围应根据神经根和突出椎间盘的关系而定。

第二节 颈椎管狭窄症

构成颈椎管的解剖结构，因发育性或纤维性退变因素，造成一个或多个椎节管腔狭窄，导致脊髓血液循环障碍，引起脊髓及神经根造压迫症者称为颈椎管狭窄症。临床上腰椎管狭窄最常见，其次为颈椎管狭窄，胸椎管狭窄较少见。

一、发病机制

（一）发育性

指颈椎在发育过程中，因某些因素致椎弓发育过短，椎管矢径较正常狭窄，导致脊髓及脊神经根受到刺激或压迫，并出现一系列临床症状。颈椎管狭窄症是以颈椎发育性椎管狭窄为其解剖特点，以颈脊髓压迫症为临床表现的颈椎疾患。在早期或在未受到外来致伤因素的情况下，可无明显症状。但随着脊柱的退行性改变加重，或者是头颈部的一次外伤后，均可使椎管狭窄程度加重，导致脊髓受压。椎管发生狭窄时，椎管内的储备间隙减少或消失，脊髓在椎管内更贴近椎管周壁，此时，即使在正常的颈椎伸屈活动中，也可能因刺激和挤压脊髓而导致脊髓损伤。20 世纪 70 年代以来，认为发育性椎管狭窄是颈椎病的重要发病基础因素，临床资料表明，脊髓型颈椎病中，发育性颈椎管狭窄者占60%~70%。

（二）退变性

颈椎管狭窄中最常见的类型。退变发生的时间和程度与个体差异、职业、劳动强度及创伤等有密切关系。颈椎位于相对固定的胸椎与头颅之间，活动较多，故在中年以后，容易发生颈椎劳损，首先表现是颈椎间盘的退变，其次是韧带、关节囊及骨退变增生。由于椎间盘退行性改变，可引起椎间隙不稳，继而出现椎体后缘骨质增生、椎板增厚、小关节增生肥大及黄韧带肥厚，造成突出混合物压迫脊髓，使椎管内的有效容积减少，椎管内缓冲间隙明显减少甚至消失，引起相应节段颈脊髓受压。如同时遭遇外伤，破坏椎管内骨性或纤维结构，则可迅速出现颈脊髓受压的症状。

（三）医源性

主要由手术原因导致。

1. 由于手术创伤，出血及瘢痕组织形成，与硬膜囊粘连并造成脊髓压迫。

2. 椎板切除过多或范围过大，未行骨性融合导致颈椎不稳，引起继发性、创伤性结构改变。

3. 颈椎前路减压植骨术后，骨块突入椎管内。

4. 椎管成形术失败。

（四）其他

如颈椎病，颈椎间盘突出症，颈椎后纵韧带骨化症，颈椎肿瘤、结核和创伤等。在这些疾病中，颈椎管狭窄只是其病理表现的一部分，故不能诊断为颈椎管狭窄症。

二、类型

根据颈椎管狭窄症的病因，可分为 4 种类型。

1. 发育性颈椎管狭窄。

2. 退变性颈椎管狭窄。

3. 医源性颈椎管狭窄。

4. 其他病变和创伤所致的继发性颈椎管狭窄。

三、诊断

（一）症状

1. 感觉障碍

发病早期，由于脊髓丘脑束及其他感觉神经纤维束受累，可出现四肢麻木、过敏或疼痛。部分一侧肢体先出现症状，也可四肢同时出现，多数感觉障碍从上肢开始，尤以手臂部多见。躯干部症状有第 2 肋或第 4 肋以下感觉障碍，胸、腹或骨盆区“束带感”，严重者可出现呼吸困难。

2. 运动障碍

一般在感觉障碍之后出现，表现为锥体束征，如四肢无力及僵硬不灵活。大多数开始有下肢无力、沉重、脚落地似“踩棉花”感，严重者站立步态不稳，容易随着症状的逐渐加重出现四肢瘫痪。

3. 括约肌障碍

一般出现在晚期。早期为大小便无力，以尿频、尿急及便秘多见。晚期可出现尿潴留及大小便失禁。

（二）体征

颈部体征不多，颈椎活动受限不明显，颈椎棘突或棘突旁可有压痛。躯干及四肢常有不规则的感觉障碍，躯干两侧可不在一个平面，也可能有一段区域的感觉减退，而腰部以下正常。浅反射如腹壁反射、提睾反射多呈减弱或消失。深感觉如位置觉、振动觉存在。腱反射多明显活跃或亢进，肛门反射多数存在。

霍夫曼征单侧或双侧阳性，是 C_6 以上脊髓受压的重要体征。下肢肌肉痉挛侧可出现巴宾斯基征阳性，膝、踝阵挛阳性。四肢肌肉萎缩、肌力减退，肌张力增高。

（三）影像学表现

1. X 线检查

颈椎发育性椎管狭窄主要表现为颈椎管矢状径减少。因此，在标准侧位片行椎管矢径测量是确立诊断准确而简便的方法。椎管矢径为椎体后缘至棘突基底线的最短距离，如矢状径绝对值小于 12mm，属发育性颈椎管狭窄；绝对值小于 10mm 者，属于绝对狭窄。因椎管与椎体的正中矢状面在同一解剖平面，其放大率相同，用比率法表示更为准确，可排除放大率的影响。正常椎管与椎体的比率为 1 ∶ 1，当比率小于 0.75 时，提示有椎管狭窄，当比率大于 0.75 时可确诊。此时，可出现下关节突背侧皮质缘接近棘突基底线的情况（图 8-3）。

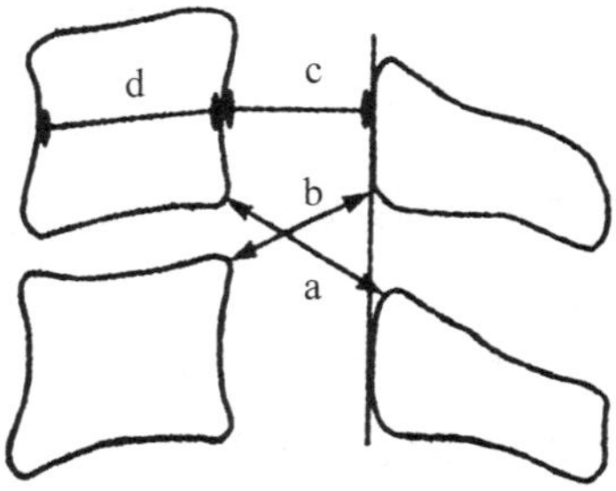

图 8-3　颈椎矢状径测量

注：a、b. 棘突基底连线；c. 椎管矢状径；d. 椎体矢状径

2. CT 扫描

可清晰显示颈椎管形态及狭窄程度。发育性颈椎管狭窄的突出表现为椎弓短小、椎板下陷致矢状径缩短，椎管各径线均小于正常。椎管呈扁三角形，硬膜囊及脊髓呈新月形，脊髓矢状径小于正常，颈椎管正中矢状径小于 10mm 为绝对狭窄。在退变性颈椎管狭窄，CT 扫描显示椎体后缘有不规则致密的骨赘并突入椎管，黄韧带肥厚或钙化等，脊髓萎缩则表现为脊髓缩小而蛛网膜下隙相对增宽。

3. MRI 检查

可准确显示颈椎管狭窄的部位及程度，并能纵向直接显示硬膜囊及脊髓的受压情况，尤其当椎管严重狭窄致蛛网膜下隙完全梗阻时，能清楚显示梗阻病变上、下尾端的位置。但 MRI 对椎管的骨性结构显示不如 CT 扫描，因骨皮质、纤维环、韧带和硬膜均表现为低信号或无信号改变，而骨赘、韧带钙化或骨化也为低信号，因此，在显示椎管退行性病变及脊髓与神经根的关系上，MRI 不如常规 X 线片及 CT 扫描。

四、治疗

多数经保守治疗后，症状可获得缓解。对脊髓损害发展较快、症状较重者应尽快行手术治疗。手术方法按照入路不同可分为前路手术、前外侧路手术及后路手术。手术入路的选择，应在临床的基础上，借助 CT 及 MRI 影像学检查结果确定。

1. 前路手术

前路减压手术分为两类，一类是摘除椎间盘突出物，把突向椎管的髓核及纤维环彻底刮除；另一类是摘除突出物，把突向椎管内的椎间盘连同骨赘一起切除，同时植骨。

2. 后路手术

全椎板切除脊髓减压术，可分为局限性椎板切除、椎管探查减压和椎板切除椎管探查减压术。

第三节　胸椎间盘突出症

由于胸椎受到胸廓固定，不似颈椎与腰椎活动度大，故椎间盘退变较为少见。随着影像学检查方法发展，本病诊断量有增加之趋势。

胸椎间盘突出症多发生在下部胸椎，自胸$_6$～胸$_7$开始增多，以胸$_{10}$～胸$_{12}$和胸$_{11}$～腰$_1$为最多见。发病年龄为 20～60 岁，以中年劳动者的发病率较高。

一、类型

类型有中央型和侧后方型，临床上大约各占一半。

二、临床表现

发病多较隐袭，病程呈慢性加重趋势，有外伤史者病情发展可较快。

1. 躯干

有季肋部疼痛，肩、背、腰痛，胸、腹部“束带”感。

2. 下肢

多有麻木、无力及行走困难，有足底“踩棉花”感，甚至“剪刀”步态。

3. 括约肌

可有小便失禁或潴留。

三、诊断

多数表现为上神经元损伤症状，即下肢肌张力增高，腱反射亢进及病理反射阳性等，压迫平面以下有范围不定的感觉丧失。胸腰段椎间盘突出常有下神经元症状，即下肢麻木，肌力减弱，腱反射减弱或消失及病理反射阴性等。神经根受压症状为肋间神经痛和大腿前外侧疼痛。

影像学检查包括：

1. X 线检查

X 线平片可见椎间隙狭窄以及椎间盘突出钙化，在中年以上，可有椎体后缘骨唇增生。

2. CT 扫描

CT 扫描可显示椎间盘突出部位、类型及程度。

3. MRI 检查

MRI 检查除显示椎间盘突出压迫外，还可通过脊髓信号的改变进行鉴别诊断。

四、鉴别诊断

主要为胸椎间盘突出症与胸椎管狭窄症的鉴别。

（一）年龄

胸椎间盘突出症除中年人群外，青少年人群均可发生；而胸椎管狭窄症主要发生在中老年人群。

（二）症状

偏后外侧型的胸椎间盘突出症，主要引起单侧肢体或神经根症状；胸椎管狭窄症多为双侧症状。

（三）影像学检查

鉴别诊断的主要依据，胸椎间盘突出症多系单一椎间盘突出，极少有 2 个间隙突出，无椎管狭窄症的病理改变；胸椎管狭窄症则有多种病理改变，包括黄韧带肥厚、骨化，关节突增大，椎板增厚，胸椎 OPLL 及椎间盘突出等，其压迫以后方为主。

五、治疗

（一）保守治疗

适用于年轻及症状较轻者，在青少年的胸椎间盘突出钙化，吞噬细胞可能使突出物及钙化吸收。急性后侧方突出压迫肋间神经痛，经保守治疗，部分症状可获缓解。

（二）手术治疗

1. 手术原则

（1）胸椎管较狭小，一旦椎间盘突出压迫脊髓，则难以得到缓解。

（2）经保守治疗无效的急性后侧方突出压迫肋间神经痛，须考虑手术治疗。

（3）由于胸椎曲线后弓，压迫来自脊髓前方，故椎板切除减压多无效果，手术须从脊髓前方或侧前方进行减压。

2. 显露途径

（1）后入路经椎弓根切除突出椎间盘。

（2）肋横突切除术切除突出椎间盘。

（3）剖胸（或胸膜外）切除突出椎间盘。

（4）胸腔镜经胸切除突出的椎间盘。

3. 手术入路

（1）椎间盘较大、钙化、基底宽的突出，中央突出及突出物进入硬脊膜内者，应选择经腹侧入路，以清楚显露硬脊膜及突出物，有利于完全切除。

（2）中央型及椎间盘突出钙化者，选用剖胸、肋横突切除，也可采用胸腔镜手术。

（3）侧后突型及压迫单侧脊髓或神经根者，选用单侧经椎弓根入路切除。对突出物进入硬脊膜内，可经椎板切除，切开硬膜后切除椎间盘。

4. 内固定方式

术后胸椎的稳定性，与手术创伤及切除骨组织多少有关。

后正中入路，经椎弓根至脊髓侧前，切除侧后椎间盘突出，小关节仅切除内半，对稳定性影响不大，可不必做椎间固定及融合。

切除肋头、横突及该侧椎弓根，显露椎管前侧，切除椎间盘突出，在胸$_{10}$以上，并不明显影响其稳定性，因此，一般不需内固定及融合。

在胸腰段胸$_{11}$～腰$_{1}$，因已无胸廓稳定性保护，如果切除部分关节突，则稳定性受影响，须置入内固定。

参考文献

[1] 赵文海，詹红生．中医骨伤科学［M］．上海：上海科学技术出版社，2020.

[2] 孙树椿．中医骨伤学高级教程［M］．北京：中华医学电子音像出版社，2016.

[3] 黄桂成，王拥军．中医筋伤学［M］．北京：中国中医药出版社，2016.

[4] 尹志伟，侯键．骨伤科影像学［M］．北京：中国中医药出版社，2016.

[5] 马克拉比·布林克尔．创伤骨科学精要［M］．章莹，夏虹，尹庆水，译．北京：科学出版社，2018.

[6] 李增春，陈峥嵘，严力生，匡勇．现代骨科学［M］．北京：科学出版社，2018.

[7] 张光武．骨折、脱位、扭伤的救治［M］．郑州：河南科学技术出版社，2018.

[8] 邱贵兴．中华骨科学［M］．北京：人民卫生出版社，2017.

[9] 艾尼·米吉提，沈洪涛，陈聪．临床骨科学［M］．厦门：厦门大学出版社，2020.

[10] 王一民，刘黎军，邓雪峰．实用创伤骨科学［M］．北京：科技文献出版社，2019.

[11] Marvin Tile，David L Helfet，James F Kellam. 骨盆与髋臼骨折治疗原则与技术［M］．张伟，孙玉强，张长青，译．上海：上海科学技术出版社，2016.

[12] 梅西埃．实用骨科学精要［M］．戴闽，姚浩群，译．北京：人民军医出版社，2016.

[13] 陈仲强，刘忠军，党耕町．脊柱外科学［M］．北京：人民卫生出版社，2013.

[14] 史建刚，袁文．脊柱外科手术解剖图解［M］．上海：上海科学技术出版社，2015.
[15] Jason C Eck，Alexander R Vaccaro. 脊柱外科手术学［M］．皮国富，刘宏建，王卫东，译．郑州：河南科学技术出版社，2017.
[16] 阿尔温德·巴韦，现代脊柱外科技术［M］．梁裕，译．上海：上海科学技术出版社，2016.
[17] 刘尚礼，戎利民．脊柱微创外科学［M］．北京：人民卫生出版社，2017.
[18] 加德纳·西格尔．创伤骨科微创手术技术［M］．周方，译．济南：山东科学技术出版社，2016.
[19] 马信龙．骨科微创手术学［M］．天津：天津科技翻译出版有限公司，2014.
[20] 霍存举，吴国华，江海波．骨科疾病临床诊疗技术［M］．北京：中国医药科技出版社，2016.